Eine Pandemie verändert die Welt

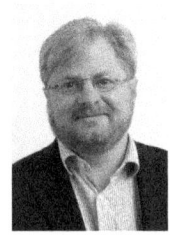 **Prof. Dr. Walter Swoboda** ist Arzt, Informatiker und Forschungsprofessor an der Hochschule Neu-Ulm. Als Gründer der gemeinsamen Ethikkommission der Hochschulen Bayerns (GEHBa) beschäftigt er sich mit ethischen Fragen zu neuen Technologien aus Medizin und Informatik.

Walter Swoboda

Eine Pandemie verändert die Welt

Gentechnik, Datenschutz und ein ethisches Dilemma

UVK Verlag · München

Umschlagabbildung: © peterhowell · iStock | Autorenfoto: © privat | Kapitelendpiktogramm: © Walter Swoboda

Bibliografische Information der Deutschen Nationalbibliothek
Die Deutsche Nationalbibliothek verzeichnet diese Publikation in der Deutschen Nationalbibliografie; detaillierte bibliografische Daten sind im Internet über http://dnb.dnb.de abrufbar.

DOI: https://doi.org/10.24053/9783739881959

© UVK Verlag 2022
– ein Unternehmen der Narr Francke Attempto Verlag GmbH + Co. KG
Dischingerweg 5 · D-72070 Tübingen

Internet: www.narr.de
eMail: info@narr.de
CPI books GmbH, Leck
ISBN 978-3-7398-3195-4 (Print)
ISBN 978-3-7398-8195-9 (ePDF)
ISBN 978-3-7398-0585-6 (ePub)

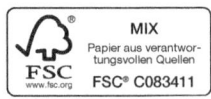

„Erst kommt das Fressen, dann die Moral.“
Bert Brecht, Dreigroschenoper

Inhalt

Was Sie vorher unbedingt wissen sollten!

*Das ist nicht die erst Pandemie der Menschheit und es wird
nicht ihre Letzte sein. Aber COVID-19 wird in die Geschichte
eingehen als Treiber von Innovationen. In der Folge werden wir
vor völlig neuen Herausforderungen stehen.*

1918 verbreitete sich die *Spanische Grippe*, sie tötete in kurzer Zeit über
50 Millionen Menschen. Der auslösende Virus gehört zur Gruppe der
Influenza-A-Viren und ist nie ganz verschwunden: Der Erreger der
Schweinegrippe (2009 · circa 150.000 Tote) ist dem gleichen Stamm
zugehörig und hat sich sehr wahrscheinlich durch Mutation aus der
Spanischen Grippe entwickelt. Weitere verwandte Viren verursachten
die *Asiatische Grippe* (1967 · circa eine Million Tote), die *Hongkong
Grippe* (1968 · circa eine Million Tote). **Epidemien** und ihre weltum-
spannenden Schwestern, die **Pandemien**, sind also nichts Neues.

COVID-19 ist trotzdem eine Ausnahmeerscheinung, und zwar
gleich aus mehreren Gründen. Zum einen verbreitete sie sich extrem
schnell über den ganzen Erdball und befiel auch entlegene Gebiete. Die
Infektion ist offensichtlich ziemlich effektiv bei der Übertragung von
Mensch zu Mensch. Zum anderen ist die Erkrankung nicht besonders
tödlich, hat also eine relativ niedrige Mortalität. Das ist zunächst eine
gute Nachricht, aber leider sind gerade solche Krankheiten schwer zu
besiegen. Die Infizierten sind anfangs nur wenig eingeschränkt und
bleiben sozial aktiv. Sie gehen weiterhin zur Arbeit, feiern und nehmen
an Veranstaltungen teil, womit die Ansteckungsgefahr ansteigt. Im
Gegensatz dazu neigen von Anfang an schwer verlaufende Infekti-
onserkrankungen dazu, ihre Wirte (das sind wir) lokal auszurotten,
wodurch die Erreger selbst verschwinden, jedenfalls bis zum nächsten
Ausbruch. Ein Beispiel: Das hochansteckende Ebola Fieber wird vom

gleichnamigen Virus ausgelöst, endet zwischen 25–90 Prozent tödlich und geht früh mit ausgeprägten Symptomen einher. Bisher konnten alle Ausbrüche der Krankheit beherrscht werden. Allerdings muss das nicht so bleiben, denn der Erreger springt immer wieder vom Tier auf Menschen über. Zuletzt waren erhebliche Anstrengungen nötig, wie die komplette Abriegelung der Infektionsareale. Trotzdem waren mehr als 10.000 Tote zu beklagen. Es ist davon auszugehen, dass Ebola bisher schlecht an die menschliche Spezies angepasst ist und deshalb dieses für seine Verbreitung ungünstige Verhalten zeigt[1]. ‚Erfolgreiche‘ Krankheiten töten nicht. Sie bleiben stattdessen möglichst lange ansteckend, um viele Individuen zu infizieren. Anpassungen erfolgen aber eher in Zeiträumen von Jahrzehnten als in Monaten, denn die Evolution benötigt vor allem eines: Zeit.

Wissen | Herpes

85 Prozent aller Menschen sind mit den Herpesviren infiziert, bei vielen manifestiert sich die Erkrankung als harmlose Lippenherpes (Bläschenbildung). Es kommen aber mehr oder weniger schwere Komplikationen vor, wie Befall der inneren Organe bis hin zu Lungenentzündung. Herpes ist hoch ansteckend, Hautkontakt kann ausreichen, auch die gemeinsame Benutzung von Besteck. Selbst Tröpfcheninfektion durch Husten ist möglich.

Die Hauptgründe für die Sonderstellung der aktuellen Pandemie liegen nicht nur an der Erkrankung selbst, sondern an den äußeren Umständen. Sie trifft uns in Zeiten einer weltweit dichten Besiedelung bei

---

1   Krankheitserreger haben keinen eigenen Willen. Sie können folglich nicht ‚wollen‘, möglichst viele Menschen zu infizieren. Es handelt sich vielmehr um natürliche Auslese: Erreger, die zufällig bei ihrer Verbreitung wenig erfolgreich sind, sterben eher aus. Das heißt im Umkehrschluss: Je infektiöser ein Krankheitserreger ist, desto höher stehen die Chancen, dass er sich ausbreitet.

etablierter **Globalisierung**. Das ist relevant, denn Bevölkerungsdichte und Bevölkerungsmobilität begünstigen die Verbreitung einer Epidemie. Infizierte stecken in kurzer Zeit wesentlich mehr Mitmenschen an, zusätzlich erreichen wegen der Reisetätigkeit die Erreger schnell bisher verschonte Gebiete. Durch Entstehen von Brückenköpfen bilden sich *Hotspots*, von denen dann weitere Infektionen ausgehen. Die Ausbreitung wird damit parallelisiert.

Wissen | Pest
Die Pest konnte sich in Irland nie flächendeckend ausdehnen, da das Land in früheren Jahrhunderten zu dünn besiedelt war und es keine nennenswerte Reisetätigkeit gab. Das lässt sich heute noch nachweisen: Der Krankheitsverlauf der schwarzen Pest verläuft bei Menschen mit Blutgruppe 0 durchschnittlich schwerer als bei Trägern anderer Blutgruppen und führt damit zu mehr Todesfällen bei Menschen mit dieser Blutgruppe. Deshalb wurde die Blutgruppe 0 in Europa eher selten, nicht aber in Irland.[2]

In der Folge werden Epidemien und Pandemien in kürzeren Abständen auf uns zukommen und die durch sie verursachten Krankheiten werden potenziell gefährlicher. Was erwartet uns? Da bestehen grundsätzlich drei Möglichkeiten:

- Epidemien verschwinden wieder wegen einer Verhaltensänderung der Bevölkerung (soziale Anpassung)
- Epidemien verschwinden wieder durch den Einsatz neuer Behandlungen (medizinischer Fortschritt)

---

2   Vogel F, Pettenkofer HJ, Helmbold W (1960) „Über die Populationsgenetik der AB0-Blutgruppen" Acta Genetica et Statistica Medica Vol. 10, No. 4 (1960), pp. 267–294

- Epidemien bleiben bestehen, oft besser angepasst mit verringerter Mortalität (Persistenz)

Meist ergeben sich Kombinationen: Die Pest wurde überwunden durch Änderung des Verhaltens (Hygiene) und durch bessere Behandlungsmöglichkeiten (Antibiotika). Die verschiedenen Formen der Grippe wurden eingedämmt durch neue Behandlungen (adjuvante Therapie, Impfung), bleiben aber latent vorhanden. Malaria als Beispiel einer in einigen Gegenden epidemischen Erkrankung kann nur eingeschränkt behandelt werden und breitet sich weiter aus.

Im aktuellen Fall versuchen wir es mit einer Kombination der ersten beiden Möglichkeiten (Verhaltensänderung und Impfung). Allerdings ist sicher, dass uns die aktuelle Pandemie noch einige Zeit beschäftigen wird, denn durch die weltweite Verbreitung und der kaum schnell genug durchführbaren Immunisierung aller Menschen werden sich immer wieder Mutationen bilden. Die führen dann zu lokalen Ausbrüchen mit partieller Resistenz. Sogar wenn einzelne Länder die gesamte eigene Bevölkerung durch Impfung immunisieren: Die Gefahr des Einschleppens einer neuen Variante bleibt. Durch die hohe Anzahl von Infizierten wird auch eine große Anzahl von Viren erzeugt. Jede „Herstellung" eines Virenkörpers bedingt die Wahrscheinlichkeit einer Veränderung oder Mutation. Die weitaus meisten Mutanten werden sich als nicht erfolgreich herausstellen – ihre Linie stirbt schnell ab. Aber eine kleine Anzahl wird sich behaupten und ist eventuell gegen Impfungen oder andere Gegenmaßnahmen unempfindlicher.

Die Bedrohung durch Epidemien ist nicht zu unterschätzen, andererseits traten auch in der Vergangenheit immer wieder Gefahren auf, die mit Hilfe von Innovationen oder Entdeckungen überwunden wurden: Städte wurden gebaut, um sicher vor Feinden zu sein. Ackerbau wurde eingeführt, um die Menschen in den Städten zu ernähren. Die Einführung der Kanalisation half, die Besiedlungsdichte weiter zu steigern. Die **industriellen Revolutionen** (Mechanisierung, Massenfertigung, Automation) erhöhten die Effizienz der Produktion von Mitteln des täglichen Bedarfs und schafften damit zusätzliche Freiräume. Aber jeder Fortschritt hat seinen Preis; jede einzelne Innovation hat auch gesundheitliche, soziale oder gesellschaftliche Folgen.

Wissen | Entwicklung

Der Bau von Städten war einschneidend. Um die Menschen auf kleinsten Raum zu ernähren, wurde der Ackerbau etabliert. Die resultierende Nahrung auf Basis weniger Nutzpflanzen war aber in vielerlei Hinsicht wesentlich einseitiger als die der ursprünglichen Jäger und Sammler. Skelettfunde zeigen, dass die ersten Bauern sich eher ungesund ernährten und die durchschnittliche Körpergröße abnahm. Die Menschen wurden von Umwelteinflüssen abhängiger, da der Ertrag der Ackerwirtschaft davon abhing.[3] Auch entstanden neue Krankheiten wie Karies, die durch den Abbau von pflanzlicher Stärke im Mundraum entsteht. Sie ist heute die Erkrankung mit der höchsten Erkrankungsrate (Prävalenz) weltweit.

Innovationen verändern nicht nur die Gesellschaft, sondern auch das individuelle Denken. Jede Entdeckung oder Erfindung hat das Potenzial, einen Paradigmenwechsel[4] zu erwirken.

---

3   Mummert A, Esche E, Robinson JR Armangelos GJ (2011) „Stature and robusticity during the agricultural transition: Evidence from the bioarchaeological record", Economics & Human Biology, 2011, vol. 9, issue 3, 284–301

4   Kuhn TS (1962) „Die Struktur wissenschaftlicher Revolutionen" Suhrkamp

Wissen | Paradigmenwechsel

Nikolaus Kopernikus hat mit seinem Buch „De revolutionibus orbium coelestium" („Über die Umlaufbahnen der Himmelssphären") einen wissenschaftlichen Paradigmenwechsel herbeigeführt. Er widersprach der bis dahin geltenden Lehrmeinung, dass die Erde der Mittelpunkt des Universums ist. Künftig bezog sich die Astronomie in ihren Darlegungen nicht mehr auf religiöse Thesen, sondern auf naturwissenschaftlich begründeten Schlussfolgerungen. Die kopernikanische Deutung setzte sich aber nicht etwa dadurch durch, weil entsprechende Diskussionen geführt und gewonnen wurden. Vielmehr führte technologische Innovation des Fernrohrs zu Erkenntnissen (Bewegung der Jupitermonde), die nicht mit dem traditionellen Paradigma in Einklang zu bringen waren. In der Folge entstand eine neue ‚Wissenschaftsschule', der sich immer mehr Astronomen anschlossen. Heute ist die Beobachtung von Erscheinungen über Licht und nicht sichtbare Wellen in der Astronomie ein etabliertes Verfahren, das nicht wegzudenken ist.

Innovationen sind die Treiber wissenschaftlicher Revolutionen. Sie entstehen durch Anwendung neuer technologischer Möglichkeiten, weshalb sie häufig von Erfindern und Entdeckern initiiert wurden wie Josef von Fraunhofer und Konrad Wilhelm Röntgen. Allerdings kommen Innovationen nicht unbedingt gleich dann zum Einsatz, wenn sie verfügbar sind, sondern häufig erst, wenn sie preiswert verfügbar sind und so eine gewisse Verbreitung erlangen. So wurde die Lokomotive erst über 100 Jahre nach der Erfindung der Dampfmaschine gebaut, denn die Technik benötigte Zeit, um halbwegs sicher und vor allem bezahlbar zu sein. Das gilt auch für die Computertechnologie. Die technische Entwicklung war in der Mitte des letzten Jahrhunderts bereits weit fortgeschritten: Konrad Zuse baute schon 1937 den ersten frei programmierbaren Rechner und John von Neumann veröffentlichte

1945 die noch heute gültigen Normen für Computerarchitekturen. Durchsetzen konnte sich die neue Technik aber erst, nachdem die Firma Intel es schaffte, die wesentlichen Bestandteile eines Computers auf einem integrierten Baustein unterzubringen. Damit wurden Computer unglaublich preiswert, was es vielen Menschen ermöglichte, sich so ein Stück Technik zu kaufen. Die Mikrocomputer verbreiteten sich rasch; heute sind sie in praktisch allen Bereichen des menschlichen Lebens im Einsatz; wir nennen dieses Phänomen Digitalisierung.

Manchmal werden Innovationen behindert, weil es ein gesellschaftliches **Akzeptanzproblem** gibt. Frühe Anatomen hatten die größten Schwierigkeiten, wenn sie ihrer Forschung nachgingen; das Eröffnen von Leichen stand unter Androhung drastischer Strafen; Claudius Galen von Pergamon führt deshalb nur Sektionen an Tierleichen durch und noch Leonardo da Vinci war gezwungen, heimlich zu arbeiten.

Bei der Überwindung solcher Widerstände sind externe Auslöser entscheidend. So war die schwarze Pest ein wichtiger Wegbereiter der Renaissance, die das Mittelalter beendete. Das Vertrauen in die göttliche Ordnung wurde durch diese Erkrankung, die als unausweichlich galt, empfindlich gestört. Es trat eine Spaltung ein: Der eine Teil der Bevölkerung verharrte in tiefer Frömmigkeit, während sich der andere Teil auf eine diesseitsbezogene Lebenshaltung einstellte. Letztlich konnte sich eine neue humanistische Haltung durchsetzen, da sie in Theorie und Praxis vollständiger nutzbar war.

Wissen | Innovation und Kritik

1825 ließ der Engländer George Stephensen die erste Dampflok zwischen Stockton und Darlington verkehren. Das neue Fortbewegungsmittel erreichte 8 Stundenkilometer, war also nicht schneller als bis dahin bekannte Transportmittel. Trotzdem traten Kritiker auf, die aufführten, dass der Qualm das Vieh vergiften und Lungenentzündungen hervorrufen könne. Das hohe Tempo muss, so wurde vermutet, zu Hirnverwirrungen führen, da es der menschliche Geist nicht vermag, so schnellen Ortswechseln zu folgen.

COVID-19 hat das Potenzial, die Gesellschaft ebenso nachhaltig zu verändern. Wir benötigen Innovationen, um der Gefahrenlage zu begegnen. Zwei davon sind bereits im Einsatz:

- Digitale Kontaktdatenverfolgung (**Digitalisierung**)
- Immunisierung mit genbasierenden Impfstoffen (**Gentechnisierung**)

Kontaktdatenverfolgung ermöglicht es, Infektionsherde klein zu halten, da bei einem Ausbruch einer Erkrankung schnell alle Personen gefunden werden können, die mit initial Infizierten Kontakt hatten. Durch Isolierung wird dann eine weitere Ausbreitung verhindert.

Wissen | Taiwan
Taiwan konnte durch konsequente Anwendung digitaler Technik die Pandemie eindämmen.[5] Es wurden Datenbanken der nationalen Gesundheitsdienste, der Einreisebehörde und des stattlichen Melderegisters zusammengefügt. Durch Einsatz eines computerbasierten Überwachungssystems auf Basis von Mobiltelefonen lassen sich lokale Infektionen schnell und effektiv nachverfolgen; entsprechende Maßnahmen können zeitnah eingeleitet werden.

Bei der **Impfung** gegen das Coronavirus werden auch klassische Impfstoffe verwendet. Bei diesen werden Bestandteile eines Erregers,

---

5   Wang CJ, Ng CY, Brook RH. Response to COVID-19 in Taiwan: Big Data Analytics, New Technology, and Proactive Testing. JAMA. 2020; 323(14): 1341–1342

die für sich genommen nicht infektiös sind, in den Körper verbracht; damit wird eine entsprechende Immunreaktion ausgelöst. Im Falle einer tatsächlichen Infektion verfügt der Geimpfte gleich zu Beginn über ein trainiertes Immunsystem, das eine Erkrankung effektiv verhindert. Der Einsatz von Gentechnik ermöglicht ein fortschrittlicheres Verfahren: Nicht mehr Teile des Erregers werden gespritzt, sondern nur deren genetische Information. Diese wird im Körper zu Eiweißen umgesetzt, woraus ebenfalls eine Immunantwort erfolgt.

Wissen | DNA und RNA
Der Bauplan der Organismen liegt in praktisch allen Zellen als DNA vor. In einem festgelegten Prozess wird die DNA von Ribosomen, das sind spezielle Enzyme, gelesen und in kleinere ‚Bauabschnittspläne', die RNA, kopiert. Von der RNA ausgehend erfolgt dann die Proteinbiosynthese, das heißt es werden die Eiweißmoleküle hergestellt. Diese sind die Bausubstanz aller Lebensformen auf der Erde. Im Falle eines RNA-Impfstoffs wird kein Virusprotein geimpft, um die Immunabwehr anzukurbeln, sondern ein RNA-Bauplan, der dann den Zellen im Körper als Vorlage dient. So werden die Eiweiße, die die Abwehr erzeugen, von den menschlichen Zellen selbst produziert.

Alle Impfungen sind sehr spezifisch. Das hat den Nachteil, dass sie gegen Mutanten schwach oder sogar gar nicht wirken. In der Folge muss dann ein neuer Impfstoff entwickelt werden. Mit weiter Verbreitung eines Erregers wird es zunehmend unwahrscheinlicher, dass eine Impfung gegen alle Mutationen wirkt. Dies zeigt der Fall des Grippevirus: hier wird jährlich ein neuer Impfstoff hergestellt, der gegen die wahrscheinlichsten Varianten wirksam ist. Wegen der weltweit hohen Anzahl Coronainfizierter und den daraus folgenden Mutationen ist es absehbar, dass sich das auch hier wiederholt. Künftig werden wir uns auf regelmäßige Impfungen mit neuen Kombinationen einstellen müssen, wenn wir geschützt sein wollen.

Bei beiden möglichen Wegen aus der Pandemie bestand bisher große Skepsis, was ihren flächendeckenden und massenweisen Einsatz betrifft. Digitalisierung stößt auf Vorbehalte wegen des möglichen **Missbrauchs der Daten**. Gentechnisierung wird kritisiert aufgrund ihrer potenziellen Unkontrollierbarkeit, wenn ihre Produkte einmal freigesetzt sind. Beide Innovationen und würden daher ohne COVID-19 noch Jahre bis Jahrzehnte auf den breiten Einsatz warten. Doch die Lage hat sich verändert und wie es aussieht, werden wir die neuen Möglichkeiten nutzen. Mehr noch, es wird zur massenhaften Anwendung kommen, zu einem starken Preisverfall und der weltweiten Verbreitung des damit verbundenen Wissens. Es werden große Datenbanken entstehen, die Information enthalten, wo jeder Bürger zu jedem Zeitpunkt zu finden ist und zu wem er Kontakt hat. Das Tragen von entsprechenden digitalen Devices wird zumindest für diejenigen Personen selbstverständlich werden, die sich im öffentlichen Raum aufhalten wollen oder müssen. Der Einsatz von Gentechnik wird zum Alltag gehören; es werden hunderttausende kleiner und kleinster Firmen entstehen, die sich damit beschäftigen. Die großen Player sind längst auf diesen Zug aufgesprungen.

Andererseits sind die angesprochenen Probleme des gefährdeten Datenschutzes und der potenziellen Unkontrollierbarkeit der Gentechnik keine Hirngespinste. Versuche, die Risiken durch gesetzliche Regelungen einzudämmen, sind zum Scheitern verurteilt und führen zu nicht suffizienten Implementierungen. Denn Kontaktdatenverfolgung kann nur dann funktionieren, wenn alle relevanten Daten gesammelt vorliegen. Diese sind aber grundsätzlich einsehbar und potenziell lässt sich damit Missbrauch begehen.

Und: Die Herstellung genbasierender Impfstoffe führt unweigerlich zur weltweiten Anwendung der **Gentechnik**, da die gleiche Technologie verwendet wird. ‚Gentechnik am Küchentisch' ist bereits heute machbar, das Internet bietet genügend Anleitungen für **Biohacker**. Ebenso wenig, wie lokale Gesetze in der Lage sind, die Produktion von Computerviren zu unterbinden, wird es möglich sein, alle entstehenden Freizeitaktivisten und Start-ups zu kontrollieren, geschweige denn die multinational operierenden Pharmakonzerne.

Es hat bereits begonnen: Soziale Netzwerke sammeln Daten und verwerten sie kommerziell, ohne dass sich Nutzer in nennenswertem Umfang wehren. Wirtschaftliche Existenzen werden ruiniert, weil Ungleichheit besteht bei der Behandlung von traditionellen und digitalen Geschäftsmodellen.[6] Weltweit ist die Gentechnik außer Kontrolle, wie der jüngste Fall von klonierten menschlichen Zwillingen zeigt.[7] Oftmals sind weder übergeordnete Organe noch die Bevölkerung ausreichend informiert.[8]

Wir haben es mit keinem technischen Problem zu tun, sondern mit dem Problem des richtigen Umgangs mit der Technik. Was wir benötigen, sind neue auf breiter Basis akzeptierte und von allen ver-

---

6 Zum Beispiel wurde am 19.10.2016 durch den Europäischen Gerichtshof entschieden, dass (innerhalb der EU) Versandapotheken zulässig sind und nicht an die Preisbindung für Medikamente gebunden sind, also günstiger verkaufen können. Im Gegensatz dazu besteht die Preisbindung für klassische Apotheken des deutschen Marktes weiterhin.

7 Orlandini von Niessen AG, Poleganov MA, Rechner C, Plaschke A, Kranz LM, Fesser S, Diken M, Löwer M, Vallazza B, Beissert T, Bukur V, Kuhn AN, Türeci Ö, Sahin U (2019) „Improving mRNA-Based Therapeutic Gene Delivery by Expression-Augmenting 3' UTRs Identied by Cellular Library Screening" Molecular therapy: the journal of the American Society of Gene Therapy, 27(4), 824–836

8 Der chinesische Biophysiker He Jiankui löste 2018 heftige Debatten aus, nachdem er die Klonierung menschlicher Zwillinge veröffentlichte. Chinas Regierung erklärte daraufhin, von Jiankui getäuscht worden zu sein und nichts von den Zielen seiner Forschungen gewusst zu haben. Sie verurteilte den Forscher anschließend zu drei Jahren Haft. Siehe: Greely HT (2019) „CRISPR'd babies: Human germline genome editing in the ‚He Jiankui affair'" Journal of Law and the Biosciences

teidigte Regeln. Nur damit werden wir in der Lage sein, die Pandemie zu überwinden und trotzdem die Freiheit, Selbstverantwortung und Unversehrtheit des Einzelnen zu gewährleisten.

Wir brauchen eine neue **Ethik**, um die Zukunft lebenswert zu erhalten.

Quintessenz

COVID-19 nimmt in der Pandemiegeschichte eine Sonderstellung ein, denn dichte Bevölkerung und Globalisierung begünstigen die Ausbreitung der Erkrankung. Ihre relativ niedrige Mortalität führt zu hoher Ansteckungsrate.

Es sind neue, innovative Methoden notwendig, um die aktuelle Pandemie zu überwinden. Das führt zu verändertem Denken und damit zu einer neuen Gesellschaft.

Impfung mit gentechnisch hergestellten Impfstoffen und digitale Kontaktdatenverfolgung sind aussichtsreiche Kandidaten bei Kampf gegen die Pandemie. Bereits jetzt werden die zugrunde liegenden Technologien (Gentechnik und Digitalisierung) weltweit eingesetzt. Dieser Trend wird sich wesentlich verstärken.

Gegenüber den sich abzeichnenden ethischen Problemen ist die Gesellschaft nur unzureichend vorbereitet. Daher sind neue ethische Prinzipien notwendig, um eine Krise zu vermeiden.

1 Der digitale Aufbruch

Jede neue Technik benötigt einen Auslöser für ihre breite gesellschaftliche Anwendung. Bei der Computertechnik war das die Erfindung des Mikroprozessors, die zu einem enormen Preisverfall führte.

Vor ziemlich langer Zeit, es war 1997, schrieb ich ein kurzes Programm, das E-Mail-Adressen aus einem elektronischen Diskussionsforum extrahierte. Die Software lief einen Nachmittag und ich erhielt eine Liste von 17.000 Adressen; nach Entfernung der Doubletten blieben knapp 9.000 übrig. Das war ziemlich viel.

Heute nutzt fast jeder die **elektronische Post**. Das Aufkommen hat sich seither ungefähr verhundertfacht[9]. Momentan gibt es 50 Millionen Nutzer in Deutschland[10], 1997 waren es noch 500.000 Personen. Auf meiner Liste erschienen davon immerhin 1,8 Prozent. Dass es illegal ist, die Daten anderer Menschen ohne triftigen Grund zu sammeln, daran dachte damals niemand.

Was meinen Sie dazu?
Ist es bedenklich, anderen Menschen unerwünschte E-Mails zu senden? Es entsteht doch kein Schaden?

Spam[11] war noch unbekannt, das änderte sich nun. Ich tat mich mit drei Freunden zusammen, die mit mir am Institut für Epidemiologie

---

9   Laut ARD/ZDF Online-Studie 2017

10   Laut ACTA 2014 Allensbach

11   Spam ist ursprünglich ein englischer Markenname für Dosenwurst. Seine ironische Verwendung in einem Fernseh-Sketch aus „Monty Python's Flying Circus" führte zu seiner neuen Bedeutung: Als Spam wird unerwünschte Information bezeichnet, meist in Form von Werbe-E-Mails.

an der Universität arbeiteten und wir hatten einen Plan: Wir wollten
Fragen versenden und sehen, ob jemand antwortet. Unsere Idee war,
die damals üblichen Umfragetechniken zu revolutionieren, denn wie
uns aus der eigenen Arbeit sattsam bekannt war, machen Interviews
oder Fragebogenaktionen auf Papier unglaublich viel Aufwand. Aber
die Erhebung von Gesundheitsdaten der Bevölkerung gehörte zu
unseren Hauptaufgaben. Eine digitale Umfrage ist da viel einfacher:
Das Versenden geht schnell, ist praktisch kostenlos und die Antworten
liegen bereits maschinenlesbar für die weitere Verarbeitung vor. Also
entwarfen wir eiligst einen Fragebogen und versandten ihn am folgenden Werktag, einem Freitag. Ergebnis: Der Server der Uni war
das ganze Wochenende komplett blockiert. Ich hatte deshalb am
darauffolgenden Montag ein eher unangenehmes Gespräch mit dem
Leiter unseres Rechenzentrums und wir wurden für kurze Zeit bekannt
als die übelsten Schurken des Internets.

Aber wir hatten, was wir wollten: Erstaunlich viele Menschen
antworteten und wir konnten das Ganze in einem wissenschaftlichen
Artikel[12] veröffentlichen. Nach meinen Informationen waren wir damit
tatsächlich die Ersten, die (unerwünschte) Post elektronisch versen-
deten. Das Papier ist reichlich technisch geraten, da uns hauptsächlich
die Methode interessierte und weniger die Ergebnisse. Aus heutiger
Sicht sehr schade, denn die Resultate waren verblüffend.

Wir stellten folgende Fragen (ursprünglich in Englisch):

- Was sind die größten Probleme der Menschheit in den nächsten
  10 Jahren? Auswahl: Umweltzerstörung, Überbevölkerung, Unterentwicklung, Klimaänderung, Kriege, religiöser Extremismus,
  Korruption und Infektionskrankheiten)

---

12   Swoboda WJ, Mühlberger N, Weitkunat R (1997) „Internet Surveys by
      Direct Mailing : An Innovative Way of Collecting Data" Social Science
      Computer Review 15 (3)

- Was könnte zur Lösung dieser Probleme beitragen? Auswahl: Alternative Energien, Computertechnik, Gentechnik und bessere Ausbildung

Geantwortet haben 20 Prozent, also 1713 Personen, eine gute Quote. Auf Erinnerungen oder Nachfassaktionen haben wir übrigens verzichtet, da wir nicht wollten, dass unser Ruf weiter leidet.

Die Antworten auf die erste Frage waren relativ gleichmäßig verteilt, wobei Umweltzerstörung, Gewalt, Unterentwicklung und Überbevölkerung die Spitzenplätze einnahmen. Die Befragten konnten sich offenbar nicht so recht auf ein Problem einigen. Bemerkenswerter sind die Antworten auf die zweite Frage: 71 Prozent (!) aller Teilnehmer waren der Meinung, dass die **Ausbildung** der Menschen ein wesentlicher Grundpfeiler zur Lösung der anstehenden Probleme ist. Dabei gab es keinen Unterschied bezüglich der Heimatorte, dem Alter, dem Geschlecht und dem Beruf der Befragten.

Im Nachhinein weiß ich nicht, worüber ich mehr staunen soll: Darüber, dass die Methode so gut funktionierte, oder über das Ergebnis. 71 Prozent, das sind 1.216 Stimmen, ein klares Votum! Unwissen ist offenbar der größte Feind der menschlichen Zukunft.

Heute würde die Rücklaufquote viel geringer ausfallen, denn die Anwender haben sich längst an unerwünschte Werbung gewöhnt. Derartige E-Mails werden von Spamfiltern ausgesiebt oder sie landen im Papierkorb. Nur wenige würden direkt antworten, denn viele haben schlechte Erfahrungen gemacht. Ich kenne den Fall eines Forschers, der sich über eine anonyme E-Mail einen Virus eingefangen hat, der seine Adressenliste durchsuchte und die Daten dafür verwendete, in seinem Namen Mails zu versenden. Diese hatten zum Inhalt, dass er sich nach einem Raubüberfall mittellos im Ausland befindet und den Adressaten bittet, ihm Geld zu überweisen. Das war selbstverständlich gelogen und das Geld landete direkt auf den Konten der Gauner, die den Virus in Umlauf gebracht haben. Insgesamt betrug der Schaden über 15.000 Euro.

Die **Digitalisierung**, also der Einzug der Digitaltechnik in alle Lebensbereiche des Menschen, hat eben nicht nur Vorteile. Es ist bequem, Informationen aus dem Internet zu beziehen statt aus einem Lexikon, aber sind die Quellen auch wirklich zuverlässig? Wir nutzen gerne die Kommunikation über soziale Netzwerke oder Videoportale, doch werden unsere Daten immer vertraulich behandelt? Spionieren uns digitale Sprachassistenten aus? Und: Werden wir einer seelenlosen Computermedizin ausgeliefert sein?

> **Was meinen Sie dazu?**
> Hat das Internet mehr Vor- oder Nachteile? Wurden ihr Leben und ihre Arbeit einfacher?

Wie es begann

Charles Babbage entwarf im frühen 18. Jahrhunderts den ersten frei programmierbaren Computer, der allerdings nie fertig gestellt werden konnte. Das tonnenschwere mechanische Ungetüm wäre 19 Meter lang und drei Meter hoch geworden und scheiterte an den noch nicht genügend ausgereiften feinmechanischen Fertigkeiten der Zeit und den immensen Kosten. Zu seinem Betrieb wäre eine ausgewachsene Dampfmaschine notwendig gewesen. Heute sind sich die Experten aber einig, dass die **Analytical Engine** vom Entwurf her korrekt war, obwohl ein endgültiger Beweis aussteht. *Ada Lovelace*, eine Mitarbeiterin Babbages, wird als die erste Programmiererin der Welt bezeichnet, denn sie schuf eine Eingabetabelle, die als erstes Programm gilt.

Dann vergingen 100 Jahre, bis *Konrad Zuse* den ersten programmierbaren Rechner fertig stellte. Zuses Lebenslauf ist bemerkenswert:

Er absolvierte die Schule in Berlin und studierte Bauingenieurwesen. Nach Abschluss und kurzer Berufstätigkeit quittierte er seine Stelle bei einem Flugzeugbauunternehmen und überredete seine Eltern, in deren Berliner Wohnung einen Computer bauen zu dürfen. Was er dann auch tat.

Der Fall ist erstaunlich: Er schaffte mit Mühe und Not sein Studium. Die Eltern waren froh über die sogleich ergatterte Arbeitsstelle. Wir schreiben das Jahr 1935. Es war kurz vor dem Zweiten Weltkrieg. Kaum hat er mit seiner Arbeit begonnen, kündigte er. Für die Eltern ein Schock. Ein zweiter folgte: Nun begann er, im elterlichen Wohnzimmer einen Computer zu bauen. Stellen Sie sich einmal vor, wenn Sie das Nachbarskind frägt, ob es in Ihrer Garage ein Raumschiff zusammenschrauben darf. Ich vermute, dass Zuse mit seinen Eltern viel Glück hatte.

Die rein mechanische Z1 rechnete nur langsam und unzuverlässig, sie war daher nicht recht brauchbar. Ein späterer Bombenangriff zerstörte sie vollständig. Zuse ließ sich nicht entmutigen und entwickelte die Z2. Für diese Maschine sammelte er zunächst 200 elektrische Schalter (Relais) von verschiedenen Telefonfirmen, was damals nicht einfach war. Die Z2 war simpler aufgebaut und nicht frei programmierbar, hatte aber durch den Einsatz der Relais den Vorteil der wesentlich größeren Zuverlässigkeit. Auch sie ging im Krieg verloren. 1941 stellte Zuse dann zusammen mit Helmut Schreyer die Z3 fertig und das war nun wirklich der erste voll funktionsfähige programmierbare Computer dieser Welt. Allerdings wurde auch sie durch Bomben vernichtet. Aber da gab es noch die Z4, die Zuse während der letzten Kriegsjahre begonnen hatte, und die konnte er retten. 1950 vermietete er diese Maschine an die Eidgenössische Technische Hochschule in Zürich und damit war Zuse auch so etwas wie der weltweit erste Computerhändler. Die Konkurrenz hinkte hinterher: Der Vertrieb der amerikanischen ENIAC begann erst einige Monate später.

Zuses Z3 steht als funktionsfähiger Nachbau im Deutschen Museum. Dort befindet auch die originale Z4, die in schlechtem Zustand über diverse Umwege nach München kam. Ende der 90er-Jahre des letzten Jahrhunderts hat Zuse mit Mitarbeitern und jungen Wissenschaftlern versucht, sie wieder zum Laufen zu bringen. Ich war damals Student und hatte Gelegenheit, ihn bei der Arbeit zu beobachten. Es stand inmitten seiner Rechner wie ein menschliches Ausstellungsstück; dabei studierte er riesige Schaltpläne, die verdächtig nach Bauzeichnungen aussahen und kaum auf einen Konferenztisch passten. Ich war schwer beeindruckt.

Er hat es leider nicht zu Ende gebracht. Die Z4 funktioniert immer noch nicht und wird es wohl auch nie wieder tun. In ihr sind 2.200 elektrische Schalter verbaut und es grenzt an ein Wunder, dass die Maschine jemals arbeitete. Zuse hat aus der Erfindung übrigens keinen großen kommerziellen Nutzen ziehen können; bereits 1956 wurde die Zuse KG übernommen. Aber er blieb bis zu seinem Lebensende aktiv der Informatik verbunden. Wie bedeutsam sein Einfluss auf künftige Entwicklungen war, geht aus der Gedenktafel hervor, die in Berlin-Kreuzberg in der Methfesselstraße 7 angebracht ist:

> In den kriegszerstörten Häusern
> Methfesselstraße 10 und 7
> entwickelte und baute Konrad Zuse von 1936 bis 1944
> die programm-gesteuerten Rechenanlagen Z1 bis Z4.
> 1941 ging der Rechner
> Zuse Z3
> als erster funktionsfähiger Computer
> der Welt in Betrieb.

Danach beschleunigte sich die Entwicklung und etliche tonnenschwere Computerungetüme wurden gebaut. Sie füllten ganze Hallen, hatten den Stromverbrauch einer Kleinstadt und benötigten ein eigenes Serviceteam, um funktionsfähig zu bleiben. *Grace Hopper*, ebenfalls eine frühe Computerpionierin, fand bei einer Kontrolle einer ausgefallenen Einheit eines Großrechners eine Motte zwischen den Kontakten. Das Tierchen hatte sich in die Tiefen des Rechners verirrt und blockierte ein Relais. Hopper, die als Offizierin der US-Armee nicht zimperlich war, entnahm das Insekt und befestigte es mit Klebeband im Wartungsbuch der Maschine. Darunter schrieb sie: „First actual case of bug being found", womit der Bezeichnung **Bug** für einen Computerfehler geboren war. Hopper wurde ebenfalls eine Berühmtheit, allerdings nicht wegen der erwähnten Namensfindung. Sie hatte die Vision, dass Computer einfacher zu programmieren sein müssten als durch das Setzen einzelner Signale mit einer Unmenge von Schaltern. So entwickelte sie den Compiler, eine Art Übersetzer ist zwischen menschlicher Sprache und Maschinenbefehlen.

Wissen | Computer und Medizin

Diese frühen Computer wurden von Anfang an auch für die medizinische Forschung verwendet. In den USA wurden sie für Volkszählungen eingesetzt, bei denen auch gesundheitsrelevante Daten erhoben wurden. In Europa liefen schon früh epidemiologische Auswertungen, um beispielsweise Krebsregister zu schaffen. Auch die Simulation von infektiösen Erkrankungen wurde schon früh simuliert; die gefundenen Ergebnisse ließen sich dann spätestens mit Einsetzen der AIDS- bzw. HIV-Welle verifizieren. Die eingehende Erforschung von Pandemien wäre wegen der vielen zu erfassenden Parametern ohne Computereinsatz nicht denkbar.

1969 betraten das erste Mal Menschen den Mond. Das war eine technische Meisterleistung, denn wie sollte man eine Raumkapsel über Millionen von Kilometern an einer festgelegten Stelle landen, ohne abzuweichen oder das Ziel ganz zu verfehlen? GPS war noch nicht erfunden und auf dem Mond würde es auch nicht funktionieren.

Während der amerikanischen Planungen zur Mondlandung umrundete die russische Mondsonde Lunik 3 den Trabanten und sandte Bilder von seiner Rückseite zur Erde. Frank Forman, William Anders und James Lovell umkreisten den Mond dann mit Apollo 8 zehnmal, ohne zu landen. Sie waren die Ersten, die „the dark side of the moon" mit eigenen Augen sahen. Die Aussicht muss gespenstisch gewesen sein: wegen des Mondschattens keinerlei Funkkontakt, die Finsternis des Alls und die von der Sonne fahl erleuchtete Mondoberfläche.

Beim Umrunden muss man nicht viel navigieren, denn das Raumschiff kreiste von allein wie ein Satellit um den Mond. Bei Hin- und Rückflug konnte die Position mit Teleskop und Sextant festgestellt werden. Landen ist da schwieriger, denn es sollte schon bekannt sein, wo die Kapsel aufsetzt. Der NASA kam die Tatsache zugute, dass der Mond gegenüber der Erde keine Eigendrehung aufweist. Daher ist es über Funkleitstrahlen machbar, die Abweichung der Landefähre vom festgelegten Kurs genau zu bestimmen. Aber wegen der langen Kommunikationsdauer durch die großen Entfernungen musste es möglich sein, zumindest die wichtigsten Berechnungen vor Ort anstellen zu können, denn eine Steuerung von der Erde aus wäre viel zu träge gewesen. Deshalb wurde eigens ein völlig neuartiger Bordcomputer entworfen und gebaut.

Der **AGC** (**Apollo Guidance Computer**) ist in zweifacher Hinsicht ein Meilenstein: Er stellt den endgültigen Durchbruch der Digitaltechnik dar, außerdem ist er ein frühes Wunder der Miniaturisierung, wurden doch alle Röhrenbausteine durch die damals brandneuen Transistoren ersetzt. Er wog 32 kg und war nur etwa so groß wie zwei Aktentaschen.

Heute wird oft behauptet, dass ein normaler Taschenrechner mehr Rechenkapazität hätte als der AGC. Aber versuchen sie einmal, mit Hilfe eines Taschenrechners und einigen Funksignalen ihre Position zu bestimmen! Selbstverständlich ist der AGC langsam, wenn er ausschließlich Logarithmen oder Integrale ausrechnen soll. Aber er konnte viel mehr: Er steuerte Navigationsfunktionen des Raumschiffs automatisch, ermittelte dessen Position und sammelte und speicherte wichtige Fluginformationen. Seine Benutzerschnittstelle bestand nur aus 19 Tasten, 14 Kontrolllämpchen und einem sechszeiligen Display, das nur fünf Ziffern pro Zeile darstellte. Alles war da, was benötigt wurde und nicht mehr, er war perfekt eingebettet in seine Aufgabe.

Gibt es einen ‚Einstein der Informatik‘, ein zentrales Genie in den Computerwissenschaften? Wenn jemand diesen Titel verdient, dann ist es *Alan Turing*. Er war als junger Mann im Zweiten Weltkrieg Mitarbeiter der britischen militärischen Dienststelle am Bletchley Park, die sich mit der Entzifferung der deutschen Funksprüche befasste. Die Wehrmacht verwendete eine Verschlüsselungsmaschine namens Enigma, die zwar einfach aufgebaut war, aber trotzdem eine große Zahl von Verschlüsselungscodes zuließ. Die Alliierten erbeuteten mehrmals eine solche Maschine, es gelang ihnen aber nicht, die damit verschlüsselten Nachrichten zu entziffern. Die Enigma konnte abhängig vom Geheimcode, der täglich gewechselt wurde, einzelne Buchstaben, Satzzeichen und Ziffern durch andere ersetzen. In ihrem Inneren war ein mechanisches System mit einstellbaren Kodierwalzen installiert, das elektrische Signale verschaltete. Man stellte den Code ein, indem man die Walzen verdrehte, drückte eine Taste der Schreibmaschinentastatur und als Ergebnis leuchtete ein Lämpchen mit dem zugeordneten Buchstaben auf. Das funktionierte in beide Richtungen zum Ver- und Entschlüsseln. Aber es gab ein Problem: Es war unmöglich, ein Zeichen mit sich selbst zu verschlüsseln, weil das bedingt durch die Konstruktion zu einem Kurzschluss geführt hätte. Das war die große Schwachstelle des Systems. Das Team im Bletchley Park konnte zusammen mit der Häufigkeitsverteilung der Buchstaben in der deutschen Sprache eine Maschine entwerfen, die abgehörte Nachrichten innerhalb einiger Stunden entschlüsselte. Jetzt war es möglich, Begleitzüge auf hoher

See vor feindlichen U-Booten zu warnen und die U-Boote selbst zu bekämpfen. Um das Geheimnis der neuen Abhörmöglichkeiten zu wahren, schickten die Alliierten einige Male auch eigene Soldaten bewusst ins gegnerische Feuer. Es waren dunkle Zeiten. Die Nazis ahnten aber bis zum Schluss nichts und es ist sehr wahrscheinlich, dass durch das Knacken der Enigma eine atomarer Angriff auf Deutschland verhindert wurde. Man wusste, dass das Land am Ende war und konzentrierte sich auf das unglückliche Japan.

Turing verdient den Titel des bisher größten Genies der Informatik aber vor allem wegen seiner Verdienste um die Theorie der Berechenbarkeit. Er konstruierte im Gedankenexperiment eine Rechenmaschine, die sehr einfach ist: ein langes Papierband, das von einem Schreib-/Lesekopf beschriftet und gelesen wird, ergänzt von einigen elementaren Rechenoperationen. Das Besondere: Turing bewies mathematisch exakt, dass mit seiner **Turing-Maschine** alle berechenbaren Aufgaben gelöst werden können.[13]

Das ist beachtlich. Wenn das Band lang genug ist (und genügend Zeit vorhanden), dann genügt die simple Maschine vollkommen

---

13   Es existieren Funktionen, deren Berechnung ist so aufwändig, dass die Zeit, die im Universum zur Verfügung steht, für die Lösungsfindung nicht ausreicht. Ein einprägsames Beispiel hierfür ist das „Problem des Handelsreisenden": Ein Unternehmen liefert direkt aus. Das heißt, ein Vertriebsbeauftragter reist Monat für Monat zu seinen Kunden, um die bestellten Waren abzuliefern. Die Frage ist nun, was ist der beste Reiseweg im Hinblick auf die Gesamtstrecke. Bei vier Orten ist die Lösung trivial, bei 20 Adressen wird es schon deutlich schwieriger, bei 1.000 Adressen ist die Lösungsfindung extrem komplex. Der zypriotische Mathematiker *Nicos Christofides* veröffentlichte 1976 einen Algorithmus zur nährungsweisen Lösung eines solchen Problems. Es ist der bislang schnellste bekannte Weg, um ein solche Fragestellung mathematisch zu beantworten. Dennoch existieren bei 15 Orten bereits 43 Milliarden Möglichkeiten, die der Handlungsreisende berücksichtigen kann. Genaugenommen ist das Problem des Handlungsreisenden nicht lösbar, denn die Berechnungszeit des Algorithmus steigt exponentiell.

für alle Aufgaben, die überhaupt berechnet werden können. Turing schuf damit ein Konstrukt, das die vollständige theoretische Basis aller existierenden Computer darstellt. Wir müssen uns nicht mit Megahertz, Speichertechnologien und Programmiersprachen herumschlagen, wenn wir wissen wollen, ob ein Problem gelöst werden kann oder nicht. Wenn es lösbar ist, dann genügt ebenso die Turing-Maschine (mit genügend Zeit) und umgekehrt. Wenn ein Problem nicht von der Turing-Maschine gelöst werden kann, dann geht das es auch mit keinem anderen Hilfsmittel.

Quintessenz
Zur Mitte des 20. Jahrhunderts standen praktisch alle theoretischen Grundlagen herkömmlicher Computer fest.

Die Welle

Wir schreiben das Jahr 1971 und Transistorrechner lösen die Röhrencomputer ab, die zuvor die (Elektro-)mechanischen EDV-Anlagen ersetzten. Computer füllen immer noch Wandschränke, benötigen tausende Watt an elektrischer Leistung, sind immer noch langsam und vor allem immer noch sehr teuer. Aber in der Firma Intel im kalifornischen Städtchen Mountain View kündigt sich die nächste Revolution an. Dort brüteten die Ingenieure *Frederico Faggin, Marcian Hoff, Stanley Mazor* und *Masatoshi Sbima* über der jüngsten Herausforderung ihres Jobs. Sie sollen einen Baustein entwerfen, der Rechenmaschinen effektiver und preiswerter macht. Ihr Arbeitgeber ist Zulieferer zweier japanischer Firmen, die solche Geräte bauen.

Es war nicht gerade spannend, den x-ten Baustein für eine Rechenmaschine zu konstruieren und die vier waren nicht gerade motiviert. Aber sie hatten eine Idee. Damals war die Technik des **integrierten**

Schaltkreises (**Chip**) bereits bekannt. Hier werden verschiedene Halbleiter in einem gemeinsamen Miniaturgehäuse untergebracht. Es wäre doch einen Versuch wert, einen kompletten Computer in eine solche Form zu bringen?

Unerwarteter Weise hatten sie Erfolg. 4.000 Transistoren im integrierten Schaltkreis reichten aus. Es gab einige Einschränkungen, aber Intel meldete: „Wir verkünden eine neue Ära in der integrierten Elektronik." Das war keineswegs übertrieben. Der **Mikroprozessor** war geboren, ein Computersystem in einem einzigen elektronischen Bauteil.

Der 4004 verhält sich grundsätzlich nicht anders als gewöhnliche Computersysteme. Aber der Baustein war winzig und vor allem sehr preiswert. Buchstäblich über Nacht begannen Leute, Computer in Gebieten einzusetzen, bei denen das vorher aus Kostengründen undenkbar war. Der Homecomputer wurde erfunden und in Elektronikzeitschriften wurden für Hobbybastler Computermodule angeboten. Die sahen schwer nach nackter Elektronik aus und die stolzen Besitzer mussten sich um Netzteil oder Gehäuse selbst kümmern.

Die Zeitschriften für Elektronik mutierten zu Computerzeitschriften, die Programme von Anwendern in Textform veröffentlichten, die mühsam per Hand eingetippt wurden. Kein Mensch kam auf die Idee, für Computerprogramme Geld zu verlangen. Alles Benötigte wurde selbst programmiert und vermeintlich ‚einfache' Programmiersprachen wie **Basic** sollten dabei helfen. So machten sich erst tausende, dann Millionen von Heimanwendern daran, mit den liebevoll *Kisten* genannten Geräten etwas Vernünftiges anzustellen.

Die Entwicklung des Mikroprozessors ist der eigentliche Startpunkt der **Digitalisierung**, denn erst durch die breite Verfügbarkeit von günstiger Technik konnte sie Fuß fassen. Seither vergingen fast 40 Jahre. Heute gibt es keinen Bereich des täglichen Lebens mehr, in dem Computer nicht eine entscheidende Rolle spielen.

Wissen | Computer und Medizin heute

Auch in der Medizin ist ihr Einsatz nicht mehr wegzudenken. Ein Großteil der Dokumentation findet mittlerweile digital statt. Der Rechner wird auch als Kommunikationswerkzeug genutzt, wie beispielsweise in der Telemedizin. Auch computertomografische Aufnahmen wären ohne Computer nicht möglich, wie der Name bereits verrät. Daneben etablieren sich Expertensysteme und automatische Diagnosehilfsmittel, die künftigen Ärztinnen und Ärzten das Leben erleichtern werden. Besonders die mobilen Systeme ermöglichen zudem den schnellen Datenaustausch, was beim Einsatz gegen eine Pandemie sicher eine wichtige Rolle spielt.

Quintessenz

Computer haben einen prinzipiell einfachen inneren Aufbau, der schon in der ersten Hälfte des vergangenen Jahrhunderts bekannt war.

Die Entwicklung der Computertechnik erfolgte hauptsächlich durch Skalierung der Systemquantität.

Die Miniaturisierung und damit verbundene Kostensenkung ermöglichten eine weite Verbreitung der Technologie. Das eigentliche Computerzeitalter brach mit der Erfindung des Mikroprozessors an und ist bis heute nicht beendet.

2 Digitalisierung ohne Grenzen

Hat sich eine technische Innovation erst einmal auf breiter Basis durch-
gesetzt, breitet sie sich sehr schnell auf alle Lebensbereiche aus und es
entstehen völlig neue, teilweise vorher unbekannte Anwendungsfelder.

Ungefähr alle 24 Monate verdoppelt sich die Leistungsfähigkeit neuer
Computer, ohne dass sie teurer werden. Das wurde 1965 von Gordon
Moore für die Entwicklung elektronischer Schaltkreise prophezeit
(**Moore'sches Gesetz**[14]), trifft aber bis heute erstaunlich genau auf
die Computertechnik zu. Dieser fantastische Leistungszuwachs hat
dazu geführt, dass Digitaltechnik überall zur Anwendung kommt,
in Medizin, Luftfahrt, Militär, Automobilbau, Verwaltung, Lehre und
Forschung. Als echte industrielle Revolution industrialisiert sie nicht
die körperliche, sondern die geistige Arbeit. Deshalb sind vor allem
hochqualifizierte Berufe betroffen.

Wissen | Mensch oder Maschine
Dass in den Flugzeugen immer noch Kopilotinnen oder -piloten
sitzen, hat hauptsächlich Kostengründe: Künftige Pilotinnen
und Piloten müssen ausgebildet werden und Simulatorzeit ist
teuer. Daher sind Kopilotinnen und Kopiloten wirtschaftlicher
als der Einsatz entsprechender Automaten. Aus rein technischer
Sicht spräche nichts dagegen, Maschinen einzusetzen: Auf der
Strecke fliegt der Autopilot und für Start und Landung reicht
eine einzelne Pilotin oder Pilot. Hat die ein Problem, dann ist
die Telemetrie längst so weit, vom Boden aus sicher zu landen,

---

14   Moore GE (1965) „Cramming more components onto integrated circuits"
      Electronics, volume 38, number 8, 114ff.

denn unbemannte Drohnen durchfliegen ja auch den halben Erdball. Während Pilotinnen das Luftfahrzeug, also eine Maschine
bedienen, haben es Stewards in erster Linie mit Menschen zu tun.
Auf deren vielfältige Bedürfnisse der Passagiere zu reagieren ist
keine Aufgabe, die leicht automatisierbar wäre. Das wird auch
noch lange so bleiben.

Der digitale Umwälzungsprozess ist in vollem Gange: Für junge Er-
wachsene und ältere Kinder bedeutet Smartphone-Entzug die Höchst-
strafe, da praktisch alle menschlichen Kontakte über soziale Netzwerke
geleitet werden. Unsere Schulen verteilen Stundenpläne auf elektroni-
schem Weg. Läden und Buchhandlungen machen weniger Umsatz, weil
Internethändler günstiger sind. Der Einkommensverlust führt dazu,
dass Geschäfte kein breites Sortiment mehr anbieten können, was den
weiteren Niedergang zur Folge hat.

Aber gleichzeitig sparen mobile Navigationsgeräte in Lastkraft-
wagen und Autos Millionen von früher sinnlos verfahrenen Kilometern ein. Die elektronische Patientenakte bringt unzweifelhaft Vorteile
für Diagnostik und Therapie. Und in der aktuellen Pandemie wird die
Digitalisierung eine wichtige Waffe sein.

Quintessenz
Die Digitalisierung verändert unsere Welt nicht immer zum Positiven, hat aber unbestreitbare Vorteile.

Datenkraken

Die Technik wird immer preiswerter, die zugrunde liegenden Prinzipien bleiben gleich: Programme laufen nicht auf dem eigenen Gerät,
sondern auf spezialisierten Zentralcomputern, den Servern. Die Ära

der weitgehend autonom arbeitenden Personal Computer (PC) währte nur kurz, spätestens mit der Vernetzung durch das Internet war damit Schluss. Google, Alexa, Siri, Ebay, Amazon, Twitter, um nur die häufigsten zu nennen, funktionieren auf der gleichen Basis wie die Programme auf den tonnenschweren Computern der technischen Steinzeit: Am Arbeitsplatz des Anwenders befindet sich nur eine Art Sichtgerät, die eigentliche Berechnung läuft in der Zentrale. Also: Die Leute glauben nur, dass ihr Gerät alles selbst macht.

Deutlich wird das bei Suchmaschinen: In Wirklichkeit durchsucht kein PC, kein Tablet-Computer und kein Smartphone das Internet, das machen Google & Co schon selbst. Das Endgerät sendet den Suchbegriff zum Zentralrechner, der sieht in seiner Datenbank nach und überträgt das Ergebnis zurück. Folglich hat der Suchdienst den genauen Überblick, wer was gesucht hat. Auch Rechneradresse, Hersteller, Zeitpunkt und jede sonst noch verfügbare Information wird hamsterartig gespeichert. Der Betreiber kann frei bestimmen, welche Suchergebnisse angezeigt werden und in welcher Reihenfolge (Ranking). Das bedeutet eine ungeheurere Macht über die Information, die wir bekommen oder eben nicht. Es wäre naiv, darauf zu vertrauen, dass hier keine kommerziellen Interessen verfolgt werden.

Das **Suchmaschinen-Ranking** ist undurchsichtig und kaum ein Anbieter nennt exakt die Kriterien, wie höher oder niedriger priorisiert wird. Google berichtet über 200 Faktoren, gibt aber keine Auskunft zu deren Gewichtung[15]. Meist wird das Top-N-Verfahren verwendet, was bedeutet, dass nur Ergebnisse mit einer hohen Bewertung überhaupt gelistet werden. Für die Verlierer der Suche ergibt sich daraus, dass sie nicht etwa an den letzten Stellen genannt werden, sondern eventuell gar nicht. Viele Anbieter bieten an, durch Zahlungen eine höhere Priorität zu erhalten. Betroffene Seiten werden zumindest offiziell als

---

15   Eine Liste der Ranking-Faktoren findet sich zum Beispiel unter *https://b acklinko.com/google-ranking-factors*

Sponsored Link gekennzeichnet. Ob dies der einzige Weg ist, durch Geldtransfer weiter oben in den Suchergebnissen zu erscheinen, darüber gibt es keine zuverlässigen Aussagen. Dasselbe gilt für die Möglichkeit der individualisierten Ergebnismitteilung, etwa nach zuvor gespeicherten Eigenschaften des Users.

Experiment
Die Durchführung könnte Folgen haben für ihr tägliches E-Mail-Aufkommen. Verwenden Sie deshalb möglichst eine nicht genutzte E-Mail-Adresse. Oder erstellen sie eine temporäre Adresse, es gibt hierfür kostenlose Dienste im Internet.
Durchführung: Opfern sie eine halbe Stunde und machen sich im Internet ausgiebig schlau über Hundefutter, also welche Angebote verfügbar sind, welche Testergebnisse vorliegen und was die verschiedenen Produkte kosten. Rufen Sie auf eine Seite auf mit einem ‚kostenlosen' Newsletter und geben sie ihre (temporäre) E-Mail-Adresse ein. Falls nach weiteren Daten gefragt wird, erfinden sie etwas. Geprüft wird normalerweise nur die E-Mail-Adresse.
Ergebnis: Wenn sie die nächsten Tage ihre Nachrichten abrufen, werden sie sich über die Vielzahl der Angebote wundern. Außerdem, das lässt sich leider nicht verhindern, wird ihr Internet-Browser noch lange ‚geschmückt' sein von entsprechenden Werbebannern, die am Rand des Bildschirms auftauchen.
Das Ganze macht nur Sinn, wenn sie bisher keinen Hund besitzen. Im Zweifelsfall probieren sie es mit Katzen-, Vogel- oder Fischfutter.

Und wie funktionieren **digitale Sprachassistenten**? Die kärgliche Hardware dieser preiswerten Geräte ist kaum in der Lage, komplexe menschliche Sprache für die maschinelle Aufarbeitung umzuwandeln. In Wirklichkeit verbergen sich hinter den schicken Gehäusen einige hochwertige Mikrophone und eine Schaltung, mit der Töne digitalisiert werden. Kaum ist das geschehen, werden die Daten an einen Großrechner gesendet, der die Verarbeitung vornimmt. Dort wird eine Antwort erzeugt, diese in digitale Sprache umsetzt und wieder zurücksendet. Alexa, Siri & Co müssen diese nur noch in Schallsignale umwandeln und ausgeben. Es ist schon erstaunlich, dass die Geschwindigkeit der elektronischen Netze ausreicht. Datenschutz? Fehlanzeige.

Was meinen Sie dazu?
Wie würde sich eine verschlüsselte Übertragung der Daten auf die Antwortgeschwindigkeit eines elektronischen Sprachassistenten auswirken?

Das Prinzip ist universell und kommt immer häufiger zur Anwendung: Das persönliche Endgerät übernimmt nur Datenein- und -ausgabe und eventuell eine geringe Vorverarbeitung. Alle wesentlichen Funktionen werden von den Großrechnern der Anbieter übernommen. Dort werden dann Daten für eine spätere Verwendung eifrig gespeichert – verschlüsselt wird in den seltensten Fällen. Zudem wird Nutzern für wenig Geld angeboten, ihre privaten Daten in der *Cloud* zu speichern. Das ist aber nur ein beschönigender Begriff. In Wirklichkeit wird immer auf realen Geräten gespeichert, die teilweise in anderen Ländern stehen. Wer darauf Zugriff hat, das liegt häufig im Dunkeln.

Quintessenz
Anbieter von Suchmaschinen und netzgestützten Informationsdiensten haben volle Kontrolle über Nutzerdaten, außerdem gibt es keine Garantie bezüglich Passgenauigkeit und Vollständigkeit der gelieferten Information. Die Datenübertragung geschieht größtenteils unverschlüsselt oder ist leicht zu entschlüsseln. Das Speichern von Daten in einer *Cloud* ist ebenfalls mit erheblichen Risiken verbunden.

Manche Anbieter machen kein Geheimnis daraus, dass sie aus den Daten Kapital schlagen. Mark Zuckerberg baute sein Facebook-Imperium mit der Ansage auf, dass es das Ziel des Unternehmens ist, Datensätze der Nutzer zu verkaufen und kommerziell zu verwerten. Ein Bericht des britischen Parlaments zeigte, dass das keine leere Behauptung ist.[16]

Es herrscht eine regelrechte Goldgräberstimmung; auf den Fahnen der Pioniere prangt der Begriff **Big Data**. Wer sich dem Datenklau verweigert, der bekommt die Konsequenzen serviert: Nach dem Aufkauf von *WhatsApp* durch *Twitter* wurde den Anwendern kurz und knapp mitgeteilt: Entweder sie akzeptieren die gleichen Bedingungen oder ihr Account wird gesperrt. Es gab Protest, einige stiegen auch auf Alternativen um. Der Konzern knickte ein, zumindest teilweise: Die Sperrung wird verschoben; die Unternehmensführung gewährt den Leuten großzügig drei Monate Zeit, um die neuen Regelungen zu akzeptieren.

Kein Mensch regt sich darüber auf. Wir erwarten von Ämtern, Schulen, Universitäten und Regierungsstellen die Einhaltung höchster datenschutzrechtlicher Normen, die zentral von der Europäischen Union vorgegeben werden.[17] Bei privaten oder vermeintlich privaten Diensten wird eine lasche und gefährliche Handhabung allgemein akzeptiert.

Viele sind der Ansicht, dass ihre Daten jeder sehen darf; sie hätten ja nichts zu verbergen. Das ist ein weitverbreiteter Irrtum. Sogar wenn die Information über einzelne Personen unverfänglich ist, würde die freie Bereitstellung zu einem Nachteil für Dritte führen, was uns nicht

---

16   Collins D (2015) „Summary of key issues from the Six4Three files" | verfügbar unter: *https://www.parliament.uk/globalassets/documents/commons-c ommittees/culture-media-and-sport/Note-by-Chair-and-selected-documents-o rdered-from-Six4Three.pdf*

17   DSGVO, siehe *https://eur-lex.europa.eu/legal-content/DE/TXT/PDF/?uri= CELEX:02016R0679-20160504&from=EN*

egal sein sollte. Denn wenn alle einer Überprüfung zustimmen, die
zu einer bestimmten Eigenart keine Auffälligkeiten zeigen, sind alle
anderen nach dem Ausschlussprinzip leicht auffindbar.

Was meinen Sie dazu?
Zu Zeiten der nationalsozialistischen Diktatur in Deutschland
wurden Neueinstellungen an Hochschulen oftmals von einem
Nachweis abhängig gemacht, der die nicht-jüdische und nicht-zi-
ganistische Abstammung belegte. War es vertretbar, diesen
Nachweis zu führen? Denken sie an die Stigmatisierung derer,
die den Nachweis nicht führen konnten.

Heimfabriken und ...

Das Verfahren der Schmelzschichtung wurde schon um 1980 entwi-
ckelt: Ein spezieller Druckkopf arbeitet statt mit Tinte mit einem
Kunststoff, der durch Erhitzen flüssig wird. In der Folge sind die
Drucke nicht flach, sondern etwas gegenüber der Druckfläche erhaben.
Werden mehrere Druckschichten aufeinandergetürmt, so lassen sich
damit dreidimensionale Strukturen erstellen. Seit 2008 nimmt das
Verfahren einen stürmischen Verlauf: Adrian Bowyer gründete die
RepRap-Bewegung (RepRap steht für *Replicating Rapid Prototype*) und
lieferte den Bauplan des ersten **3D-Druckers** für Heimanwender
gleich mit, glücklicherweise als OpenSource-Lizenz. Jeder Anwender
konnte sich damit einen eigenen 3D-Drucker bauen (zunächst RepRap
Darwin, dann *Mendel* als etwas einfachere Konstruktion). Die Geräte
bestehen hauptsächlich aus Gewindestangen, die mittels spezieller
Bauteile verbunden werden. Die Verbindungsteile kamen sinniger-
weise aus einem anderen RepRap, womit auch für die Vernetzung
der Community gesorgt war, denn jeder Neuling war zunächst darauf
angewiesen, dass ihm ein alter Hase die benötigten Teile ausdruckte.

Kommerzielle 3D-Drucker kosten über 10.000 Euro, den RepRap *Mendel* konnte man für 500 Euro Materialkosten bauen. Heutige 3D-Drucker sind ab 200 Euro zu haben. Die Entwicklung ist keineswegs abgeschlossen; es werden neue Druckverfahren entwickelt, die wesentlich genauer sind und sogar Metall verarbeiten können.

Für den Amateurbereich existieren im Internet regelrechte Kataloge[18] von druckbaren Gegenständen für diejenigen, die nicht selbst konstruieren wollen. Es gibt alles, was das Herz begehrt: Werkzeuge, Spielzeuge, Figuren, Waffen. Inzwischen werden auch ganze Häuser ausgedruckt (mit Beton) und ich bin sicher, dass der Verkauf von Druckvorlagen künftig ein gängiges Geschäftsmodell sein wird, ähnlich wie bei Software. Praktisch ist, dass auch etliche Laborwerkzeuge für die Gentechnik erzeugt werden können. Ohne 3D-Drucker wäre die DIYBio-Bewegung ($\rightarrow$ nächstes Kapitel) nicht denkbar.

... fliegende Computer

„Alles, was fliegt, ist entweder stromlinienförmig oder mechanisch aufwändig", so eine alte Fliegerweisheit, die auf normale Flugzeuge oder Hubschrauber anspielt. Moderne unbemannte Fluggeräte, auch **Multicopter** oder nicht ganz korrekt Drohnen genannt, sind nichts von beiden. Ihr verblüffend einfacher Aufbau wurde möglich durch die Miniaturisierung der Digitaltechnik, denn jeder Multicopter hat einen Flugcontroller an Board, der die Steuerbefehle in entsprechende Drehzahländerungen der Flugmotoren umsetzt und dabei für Stabilität sorgt. Mittlerweile werden autonom fliegende Geräte propagiert und die Planung geht bis zum Personentransport (Flugtaxi).

---

18   Beispielsweise hier: *https://www.thingiverse.com*

Auch gegen die Pandemie werden diese Geräte eingesetzt, beispielsweise für den Transport von Gütern[19], für Überwachung und zum Warnen der Bevölkerung[20]. Unabhängig vom militärischen Bereich, wo diese Technik bereits weltweit im Einsatz ist, werden künftig häufiger unbemannte Fluggeräte auftauchen. Momentan stehen die gesetzlichen Einschränkungen entgegen, die aber noch angepasst werden dürften. Dass der Einsatz bereits heute wirtschaftlich sein kann, das haben wir vor kurzem in einer Planstudie im Krankenhausbereich nachgewiesen.[21]

Maschinenhirne

Das menschliche **Gehirn** vollbringt das tägliche Wunder, die ganze Welt in knapp 1,3 Kilogramm Organmasse abzubilden. Das ist nur möglich, weil es die Information auf ein erträgliches Maß reduziert, indem es auswählt, zusammenfasst und Modelle zur Vereinfachung erstellt. „Das Ziel der Gehirnaktivität ist eine Minimierung von Daten und nicht die Erfassung einer möglichst großen Datenmenge", wie *Frederic Vester* feststellt.[22] Die Fähigkeit des Menschen, das jeweils Wesentliche zu erfassen und abzuspeichern, ist unglaublich gut ausgeprägt.

---

19 Gascueña D (2020) „Drones to stop the COVID-19 epidemic" BBVA | verfügbar unter: *https://www.bbva.com/en/drones-to-stop-the-covid-19-epidemic/*

20 Chahl J (2020) „UniSA working on 'pandemic drone' to detect coronavirus" UNiSA | verfügbar unter: *https://www.unisa.edu.au/unisanews/2020/autumn/story11/).*

21 Stitz MSA, Swoboda W, Holl F. (2020) „Development of a concept for the supply transportation with drones between the hospitals in the Neu-Ulm district". Gesundheitsokonomie und Qualitatsmanagement 25(6): 285–290

22 Vester F (2015) „Die Kunst vernetzt zu denken" dtv-Verlag

Was wir normalerweise sehen, was wir hören oder fühlen, das ist ungeordnet oder unstrukturiert und wird unbewusst im Gehirn geordnet. Wir müssen nicht aktiv nach Buchstaben oder Gesichtern suchen; wir müssen uns nicht auf eine Musik konzentrieren, um die Melodie zu erkennen, das alles geschieht automatisch. Briefe durchforsten wir in Sekunden. Wir erkennen uns auf einem Klassenfoto leicht selbst, auch wenn das Bild schon uralt ist. Wir beherrschen die Verarbeitung von Information, die keiner inneren Struktur folgt. Hunderttausende Jahre Evolution haben aus dem menschlichen Gehirn ein fantastisches Organ geformt, das in der Lage ist, Unmengen an Daten in kürzester Zeit zu filtern. Jede beliebige Sekunde verarbeitet es Gigabyte um Gigabyte, speichert aber nur den Millionstel Teil davon ab. Das alles fällt Computern unglaublich schwer.

Experiment

Voraussetzung: Verfügbarkeit eines beliebigen ‚elektronischen Sprachassistenten‘, hier genannt ALEX.

Durchführung: „ALEX, spiel das Lied ‚Alle meine Entchen‘" „Hier ist das Lied (…):"

<spielt ‚Alle meine Entchen‘>

„ALEX, welche Tierart kommt in dem Lied ‚Alle meine Entchen‘ vor?

<keine Antwort>

Ergebnis: Die sogenannte künstliche Intelligenz hat offenbar auswendig gelernt, welche Lieder sie bei Nutzerwünschen spielen soll; es sind wahrscheinlich Tausende. Ich selbst kenne bestenfalls 30 bis 40 Stücke, weiß dafür aber meistens, wovon der Text handelt. Würde es helfen, wenn ALEX alle Tierarten auswendig lernt, die in Liedern vorkommen? Nur eingeschränkt. Zwar könnte die aktuelle Aufgabe gelöst werden, aber ähnliche Fragen, etwa nach Land, Zeit oder Sprache, blieben weiterhin unbeantwortet.

Aktuelle künstliche Intelligenzen (KIs) beantworten trotz massiver Rechenleistung keine Fragen, bei denen es um innere Zusammenhänge geht, denn diese sind abhängig von vorhandenem Hintergrundwissen. Informatiker sprechen von der **schwachen künstlichen Intelligenz**. Diese kann Sprache, Bilder, Ähnlichkeiten erkennen und benennen, aber nur eine **starke künstliche Intelligenz** erkennt das Wesen (die Semantik) der Dinge, besitzt logisches Denkvermögen und Entscheidungsvermögen. Ob so etwas wie starke KI jemals entstehen kann, wird von vielen bezweifelt, u. a. von dem deutsch-amerikanischen Informatiker und Gesellschaftskritiker *Josef Weizenbaum*.

Ist es denkbar, dass durch skalierende Erweiterung eines entsprechend großen Computers eine starke KI oder sogar so etwas wie Bewusstsein von selbst entsteht? Das vermag heute niemand zu sagen. Es ist aber zu vermuten, dass menschliches Denken nur aufgrund der Grundlage des Menschseins, also auf einem sterblichen Körper, der Tatsache der Geburt, dem Eingebunden Sein in die menschliche Gesellschaft usw. entstehen kann. Somit wäre es zwar im Bereich des Möglichen, eine starke KI zu erzeugen, diese hätte aber mit ziemlicher Sicherheit eine andere äußere und innerer Struktur wie die menschliche Intelligenz.

Unbestritten beruht unser Denken auf der neuronalen Aktivität von Hirn und Rückenmark. Grundlage ist die Verschaltung von **Neuronen** durch Fortsätze (Dendriten), die an Erweiterungen (Axone) anderer Neuronen anknüpfen.

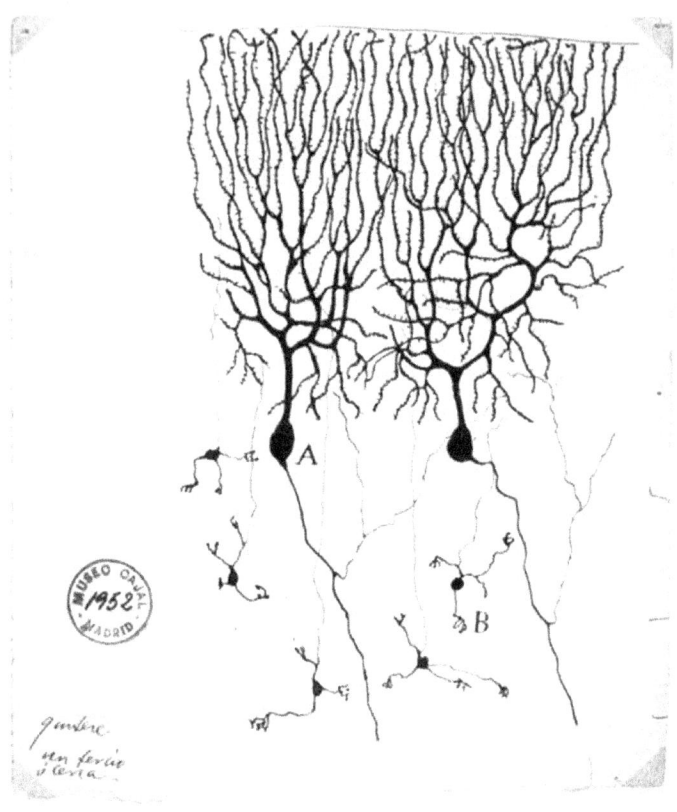

Abb. 1: Historische Darstellung von Nervenzellen nach Santiago Ramón y Cajal 1898.

Diese Verschaltung lässt sich kopieren und in Computern als **neuronales Netzwerk** simulieren. Dabei werden künstliche Neuronen in mehreren Schichten angeordnet und mittels Verknüpfungen miteinander verbunden. Im einfachsten Fall wird der Wert eines Knotens mit einem Faktor multipliziert und an den Nachfolgeknoten weitergegeben. Die Multiplikatoren, genannt ‚Gewichte', werden anfangs nach dem Zufallsprinzip festgelegt. In einem sich wiederholenden Lernprozess werden aus einer Reihe von zufällig verknüpften Netzwerken diejenigen bestimmt, die ein überdurchschnittliches Ergebnis hatten. Von denen wird dann ein Teil der Verknüpfung wieder nach dem Zufallsprinzip verändert, bevor der Prozess von vorne beginnt.

Künstliche neuronale Netzwerke sind nichts Neues, die Anfänge reichen bis in die 60er-Jahre des letzten Jahrhunderts. Eine Arbeitsgruppe, der der Autor angehörte, hat 2006 ein derartiges Netzwerk erstellt, um geringe Schwankungen bei aufrechtstehenden Menschen medizinisch zu diagnostizieren. Mit der Methode lassen sich Diagnosen wie Parkinson oder andere Hirnschädigungen erhärten. Allerdings wird dafür bisher ein erfahrener Neurologe benötigt. Unser Netzwerk kann das auch, und zwar mit durchaus guten Ergebnissen.[23] Gemäß des damaligen Wissensstandes hat das Netzwerk übrigens nur drei Ebenen (Schichten): eine Eingangsschicht, eine Ausgangsschicht und dazwischen eine Verarbeitungsschicht (**Perzeptron**). Es galt als ausgemacht, dass diese drei Schichten für alle Anwendungsfälle ausreichend sind. Allerdings hat sich gezeigt, dass neuronale Netzwerke mit mehr Schichten einfach schneller ‚lernen'. Das ist ein gutes Beispiel dafür, dass manchmal Regeln gebrochen werden müssen, um auf bessere Lösungen zu kommen.

Wir sprechen heute von ‚tiefen' neuronalen Netzwerken (**Deep Neuronal Networks**) mit teilweise sehr vielen (hunderten) Schichten. Tiefe Netzwerke sind zu erstaunlichen Leistungen fähig, Voraussetzung ist aber eine große Anzahl von bewerteten Rohdaten für den Lernprozess, worin eine Limitation der Methode besteht. Leider ist es möglich, dass ein solches Netzwerk eintausend Mal die richtige

---

23   Krafczyk S, Tietze S, Swoboda W, Valkovic P, Brandt T (2006) „Artificial neural network: A new diagnostic posturographic tool for disorders of stance" Clinical Neurophysiology, 117(8), 1692–1698

Antwort liefert und trotzdem beim nächsten Fall voll daneben liegt. Denn selbstlernende Netze unterliegen keinen festen Regeln und es ist nicht einfach, oft sogar unmöglich zu sagen, wie sie auf ihre Ergebnisse kommen oder ob ihre Berechnungen auch künftig richtig sein werden.

Wissen | Potenzial neuronaler Netzwerke
Trotzdem, der große Vorteil von neuronalen Netzwerken sollte nicht unterschätzt werden: Im Gegensatz zu herkömmlichen Programmen sind sie potenziell in der Lage, Antworten zu liefern, obwohl es noch kein Erklärungsmodell gibt. Es ist nicht unbedingt nötig, zu wissen, wie das Netzwerk entscheidet, um es zu nutzen. Wenn erst genügend Daten über Epidemien vorhanden sind, ist es eventuell möglich, damit automatische Pandemie-Erkennungssysteme zu bauen, die wesentlich früher und exakter reagieren als alle Methoden, die wir derzeit nutzen.

Einsteins Zweifel

Albert Einstein war einer der Begründer der **Quantentheorie**, dennoch erscheint es, als ob er selbst nicht vollständig davon überzeugt war. Am 4. Dezember 1926 schrieb er an Max Born: „Die Quantenmechanik ist sehr achtunggebietend. Aber eine innere Stimme sagt mir, dass „sie noch nicht der wahre Jakob ist". Die Theorie liefert viel, aber dem Geheimnis des Alten bringt sie uns kaum näher. Jedenfalls bin ich überzeugt, dass der nicht würfelt."[24]

Und doch ist die Quantentheorie mittlerweile die bestuntersuchte Theorie überhaupt. Es gibt tausende von Bestätigungen, aber kein einziges Experiment, die sie anzweifeln würde. Auch wird sie auf breiter Basis

---

24   Einstein A, Born H, Born M (1972) „Briefwechsel 1916–1955" Rowohlt
      Taschenbuchverlag, Reinbek bei Hamburg, 1972, S. 97f.

technologisch umgesetzt: Kein aktueller Mikrochip und keine moderne Festplatte würden ohne die Anwendung ihrer Ableitungen funktionieren.

Ein Quant ist ein Teilchen, das der Träger einer kleinstmöglichen physikalischen Einheit ist. Ein Lichtquant zum Beispiel ist die kleinste Einheit eines Lichtstrahls und die weitere Unterteilung ist nicht mehr möglich. Quanten gleichen Ihren Brüdern fast vollständig, sie unterscheiden sich untereinander kaum. Das einzige individuelle Merkmal ist der ‚Spin'. Der Name ist etwas unglücklich gewählt, denn ein Spin hat nichts mit einem Drehimpuls zu tun. Quanten drehen sich nicht. Der Spin ist eine physikalische Eigenschaft, für die es in unserer makroskopischen Welt keine Entsprechung gibt. Wenn es Riesen gäbe, die so lang sind wie unser ganzes Sonnensystem, wie würde es möglich sein, denen den Duft einer Blume zu erklären? Ähnlich ist es mit dem Spin: wir sind einfach zu groß, um ihn zu verstehen.

Der Spin hat Einfluss auf das Verhalten eines Quants. Stephen Hawking hat das in seinem Buch „Eine kurze Geschichte der Zeit" so beschrieben:

Wissen | Quant[25]
Ein Quant mit dem Spin 0 sieht von allen Seiten gleich aus. Ein Quant mit dem Spin 1 hat eine Form wie ein Pfeil, er muss einmal umkreist werden, um ihn vollständig zu erkennen. Spin 2 bedeutet, eine halbe Umdrehung reicht, um ihn ganz zu sehen, was einem Doppelpfeil entspräche. Je höher der Spin, umso weniger muss man ein Quant umfahren, um es zu erfassen. Allerdings gibt es auch Teilchen mit dem Spin ½, was nichts anderes heißt, als dass dieses nach einer vollständigen Umkreisung noch nicht ganz sichtbar ist. Erst bei der zweiten Umrundung wird das Bild klar. Eigenartige Quantenwelt.

---

25   Hawking SW (1988) „Eine kurze Geschichte der Zeit" Rowohlt, S. 92

Eine weitere Besonderheit des Spins besteht darin, dass dieser bei der Geburt eines Quants unbestimmt ist, also keinen Wert besitzt. Er ist nicht etwa versteckt oder aus anderen Gründen nicht sichtbar, sondern einfach nicht festgelegt. Auch das können wir „Riesen" uns unmöglich vorstellen. Manchmal hilft die Vorstellung, dass der Spin eines neu geborenen Quants alle Werte des Spins gleichzeitig enthält. Erst wenn das Quant beobachtet wird (Physiker sprechen von einer Messung), also in Interaktion mit der Umwelt tritt, nimmt der Spin einen Wert an.

Quanten können **verschränkt** werden, das heißt ihre Spins nehmen Zustände ein, die immer miteinander abgestimmt bleiben. Damit gibt ein Quant genau dann seinen Status der Unbestimmtheit auf, wenn sein Zwilling gemessen wurde (oder er selbst). Das ist sehr praktisch für die Übertragung von Geheimnachrichten: Es werden Quanten versendet, deren Zwillinge aber aufbewahrt. Würde die Nachricht abgehört (gemessen), würden diese vom unbestimmten in den bestimmten Status übergehen. Das Konzept: Nicht das Abhören selbst wird verhindert, aber die Kommunikationspartner bekommen es mit, wenn ein Dritter mithört. Mit der Methode wurden schon Nachrichten in einige Kilometer Entfernung übertragen.

Da neugeborene Quanten unbestimmt sind, lassen sich mit ihnen völlig neue Speicherbausteine konstruieren. Herkömmliche Computer verwenden Bits, die entweder den Wert 0 oder 1 (‚Strom aus' oder ‚Strom an') enthalten. Quantenbits, auch **QBits** genannt, können gewissermaßen im unbestimmten Zustand beide Werte 0 und 1 gleichzeitig enthalten.[26] Das hört sich zunächst nicht besonders spektakulär an, ist aber eine echte Sensation. Denn mit QBits ist es erstmals möglich, eine ganze Schar von Variablen in einem Durchlauf auf ein gegebenes Problem loszulassen.

---

26   Theoretisch wären viele weitere Werte möglich, aber in aktuellen Realisierungen von Quantencomputern werden nur diese zwei verwendet.

Ein Beispiel dafür ist das **Königsberger Brückenproblem**. Es geht darum, in einer Stadt mit vielen Brücken einen Weg zu finden, bei dem man alle genau einmal überschreitet und am Schluss wieder am Ausgangspunkt ankommt. Leonard Euler löste das Problem für Königsberg im damaligen Ostpreußen im Jahr 1736 (die Stadt heißt heute Kaliningrad und gehört zu Russland). Königsberg hat drei Flüsse (Alter und neuer Pregel und deren Zusammenfluss) und besaß damals sieben Brücken. Euler hatte ordentlich zu knacken, bis er beweisen konnte, dass es keine Lösung gibt. Probieren sie es selbst, hier der Stadtplan:

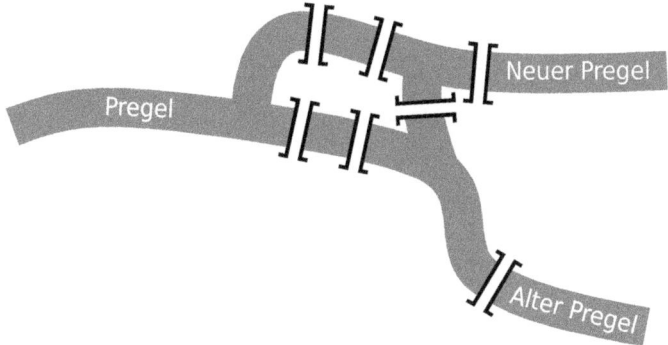

Abb. 2: Königsberger Brückenproblem.

Dieses und ähnliche Probleme haben die unangenehme Eigenschaft, dass die Zahl der möglichen und potenziell erfolgversprechenden Kombinationen mit jeder zusätzlichen Anforderung (hier mit jeder zusätzlichen Brücke) überproportional ansteigt. Bei genügend großer Aufgabenstellung reichen auch die mächtigsten Computer nicht mehr aus, in praktikabler Zeit alle Lösungen durchzuprobieren.

Probieren wir es mit einem einfachen Lösungsweg aus. Wir nennen die Brücken A, B, C usw. und testen für sämtliche Kombinationen, ob der Weg erfolgreich ist:

Experiment
Lösungsmenge des Brückenproblems
2 Brücken: A-B und B-A, also 2 Kombinationen
3 Brücken: A-B-C, A-C-B, B-A-C, B-C-A, C-A-B, C-B-C, also 6 Kombinationen
4 Brücken:
A-B-C-D, A-B-D-C, A-C-B-D, A-C-D-B, A-D-B-C, A-D-C-B
B-A-D-C, B-A-D-C, B-C-D-E, B-C-C-D, B-D-A-C, B-D-C-A
C-A-B-D, C-A-D-B, C-B-A-D, C-B-D-A, C-D-A-B, C-D-B-A
D-A-B-C, D-A-C-B, D-B-A-C, D-B-C-A, D-C-A-B, D-C-B-A
24 Kombinationen
5 Brücken: 120 Kombinationen (sie alle hinzuschreiben würde mich zu sehr langweilen)
10 Brücken: 362.880 Kombinationsmöglichkeiten
100 Brücken: circa 9,33262154439 * 10157 (Das ist eine Zahl mit 157 Nullen!)
1000 Brücken: circa 4,0238726007 * 102567 (Diese Zahl hat 2567 Nullen!)
(Die Lösungsmenge ist übrigens gleich der Fakultät der Eingangsanzahl)

Zugegeben, es gäbe bessere Methoden. Beispielsweise wäre es leicht möglich, Abfolgen von Brücken auszuschließen, die den gleichen Weg in umgekehrter Reihenfolge liefern, wie A-B-C-D und D-C-B-A. Aber der gezeigte Weg führt sicher zum Erfolg, er dauert ‚nur' relativ lange. Wie groß die Anzahl bei 1000 Brücken ist, lässt sich nachvollziehen, wenn man bedenkt, dass unser ganzes Universum ungefähr 1080 (eine Zahl mit 80 Nullen) Atome hat.[27]

Mit **Quantencomputern** ist es erstaunlicherweise möglich, alle Lösungen in einer einzigen Rechnung zu überprüfen. Das funktioniert so: Jede Brücke wird durch eine Folge von QBits repräsentiert, die Menge hängt von der Anzahl der Brücken ab. Der Einfachheit halber nenne ich diese Menge QByte. Bei 1.000 Brücken würde ich mit einem sehr einfachen Lösungsweg 1.000 QBytes benötigen. Die QBytes sind unbestimmt, repräsentieren also nicht eine einzige Brücke, sondern alle gleichzeitig. Damit kann ich alle 1000 QBytes auf die Bedingung der Aufgabe (Jede Brücke einmal, Ausgangspunkt gleich Endpunkt) in einem einzigen Durchgang überprüfen und habe damit nicht jeweils einzelne Kombinationen, sondern alle gleichzeitig überprüft.

David Deutsch und Richard Josza bewiesen 2010 mathematisch exakt, dass Quantencomputer bei bestimmten Aufgaben schneller sind als herkömmliche Computer. Sie verwenden dafür eine Aufgabe, die etwas an den Haaren herbeigezogen wirkt, aber bei der der Beweis eben gut machbar ist: Ein Roboter soll echte Münzen von Falschen unterscheiden. Echte Münzen haben auf einer Seite eine Zahl und auf der anderen Seite ein Wappen, falsche Münzen haben auf beiden Seiten eine Zahl. Mit herkömmlichen Methoden muss der Roboter für die Unterscheidung zweimal ansehen: einmal die Vorder- und einmal die Rückseite. Würde er mit den Prinzipien der QBits arbeiten, würde ein einziger Blick genügen, ohne die Münze umdrehen zu müssen. Die seltsame Eigenschaft der Unbestimmtheit der Quanten ermöglicht es, beide Seiten im übertragenen Sinn gleichzeitig zu beurteilen.[28]

27 Gott III JR, Jurić M, Schlegel D, Hoyle F, Vogeley M, Tegmark M, Bahcall N, Brinkmann J (2005) „A Map of the Universe" The Astrophysical Journal. American Astronomical Society, 624(2), 463–484

28 Deutsch D, Jozsa R (1992) „Rapid solution of problems by quantum computation" Proceedings of the Royal Society of London. Series A: Mathematical and Physical Sciences, 439(1907), 553–558

Unmöglich vorstellbar, aber faszinierend. Damit werden unlösbare Aufgaben plötzlich potenziell lösbar und die Auswirkungen auf Forschung, Technik und Gesellschaft sind noch gar nicht absehbar. Grundsätzlich ist es damit auch möglich, alle Einflussfaktoren von Krankheiten gleichzeitig zu betrachten. Heraus käme ein relativ genaues Modell, mit dem sich die individuelle Lebenserwartung eines Menschen errechnen ließe. Bei künftigen Epidemien wäre es sogar möglich, viele Parameter von Personen effizient darauf hin zu überprüfen, ob und wann eine Ansteckung erfolgt. Das würde einen erheblichen Zeitvorteil bei der Bekämpfung bedeuten, womit es im Bereich des Möglichen ist, eine Epidemie durch einschränkende Maßnahmen zu stoppen, bevor sie zur Pandemie wird. Dem Hörensagen nach wird dies bereits versucht.

QBits müssen unter extrem niedrigen Temperaturen von der Umwelt isoliert werden und es gibt einige Herausforderungen bei der Ergebnisbeurteilung, die nach statistischen Gesichtspunkten ausgewertet werden müssen. Ungeachtet davon existieren bereits Quantencomputer und sie werden ständig weiterentwickelt.

Quintessenz

Die Digitalisierung ist in vollem Gange und wird unser Leben weiter verändern. Digitale Netzwerke werden ungeachtet aller datenschutzrechtlichen Bedenken verstärkt genutzt und neue Techniken wie 3D-Druck und Multicopter ermöglichen neue Geschäftsmodelle. Fortschrittliche Techniken wie neuronale Netzwerke und Quantencomputer ermöglichen Anwendungen, deren Tragweite im Moment noch gar nicht absehbar sind. Das Zeitalter der Digitalisierung hat gerade erst begonnen.

3 Die Entdeckung der Gene

*Bei der Gentechnik sind die Grundlagen heute zu einem großen Teil
bekannt; der fehlende Auslöser verhindert noch ihren breiten Einsatz.*

„Wenn ich heute Teenager wäre, würde ich Biohacker werden", soll
Bill Gates in einem Interview erwähnt haben. Damit ist alles gesagt.
Biohacking ist die nächste wissenschaftlich-technische Revolution und
sie befindet sich zurzeit exakt dort, wo die Computerwelle 1975 stand:
kurz vor dem Durchbruch.

Trio infernale

Lebewesen vererben ihre Merkmale nicht zufällig, sondern nach genau
definierten Regeln. Diese wurden schon 1866 vom Augustinermönch
Gregor Johann Mendel entdeckt. Der erlangte seine Erkenntnisse
durch Untersuchung von Erbsen, von denen er Tausende züchtete.
Er veröffentlichte seine Ergebnisse sogar in einem Artikel, der wurde
aber wenig beachtet. Etwas später hat *Albert Claude*, ein belgischer
Mediziner und Begründer der Zelllehre, in seinem Mikroskop eine
eigenartige, öfter raue, manchmal glatte Struktur entdeckt. Sie sieht
aus wie ein verzweigtes Röhrensystem: das **endoplasmatische Retikulum**. Über seine Funktion rätselten die Biologen vergeblich.

    Genetik ist die Wissenschaft der **Vererbung** in der Biologie. Wie
sie stattfindet und auf welcher organischen Grundlage, das blieb
lange Zeit im Dunkeln. Die Frage bewegte auch den amerikanischen
Zoologen *James Watson*. Über Umwege kam er nach England ins
Cavendish Laboratory in Cambridge und freundete sich mit dem britischen Physiker *Francis Crick* an. Der eher extrovertierte, oft in Pubs

(vor allem im ‚Eagle') auffindbare Watson und der introvertierte, etwas vergeistigte Crick teilten sich fortan ein Büro. Bloß, so recht eine Idee, wie denn nun Genetik funktioniert, hatten beide nicht.

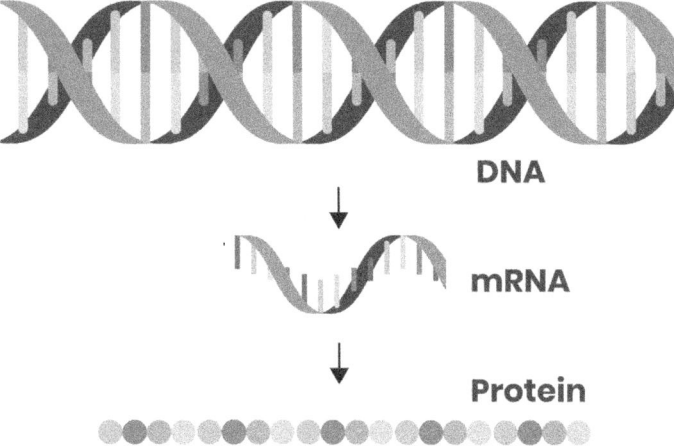

Abb. 3: Schematischer Ablauf der Proteinbiosynthese: Die Erbinformation wird von der DNA auf mRNA kopiert, die dann den Plan für das Protein liefert.

Das änderte sich, als sie von den Ergebnissen einer Forscherin in London erfuhren. *Rosalind Franklin* beschoss Makromoleküle mit Röntgenstrahlen und aus deren Ablenkung schloss sie auf die innere Struktur. Sie hatte bereits Erfahrung mit der Untersuchung von Kohle, was ihr einige Meriten einbrachte. Deshalb erhielt sie ein Stipendium am renommierten Kings College in London. Dort setzte sie der Institutsleiter auf die Desoxyribonukleinsäure (abgekürzt DNA) an, weil er ganz zu Recht der Meinung war, dass das Verfahren geeignet ist, um deren Struktur zu ergründen.

Die **DNA** wurde schon 1869 vom Schweizer Physiologen *Friedrich Miescher* in eitrigen Wunden gefunden, aber erst 1943 vermutete *Os-*

wald Avery, dass sie etwas mit Vererbung zu tun haben könnte. *Rosalind Franklin* begann mit ihren Arbeiten und erahnte sogar schon eine Struktur in Form einer gewundenen Wendeltreppe, der sogenannten Doppelhelix. Leider veröffentlichte sie diese Ergebnisse nicht, sondern vertraute sie nur ihrem Tagebuch an.

Watson und Crick versuchten mehrmals, mit Franklin zusammen zu arbeiten, was aber nicht gelang. Watson legte eine ausgesprochene Machohaltung an den Tag, was sicher nicht zur Verständigung beitrug. Hier würde die Geschichte enden, wenn es nicht einen weiteren Kollegen gegeben hätte, *Maurice Wilkins*. Der gab einige von Franklins Ergebnissen weiter, wohlgemerkt ohne Wissen oder gar Zustimmung der Forscherin. Das lieferte Watson und Krick, die selbst nie irgendwelche Experimente machten, das notwendige Material, um die heute weltberühmte Struktur der DNA zu postulieren. 1953 veröffentlichten sie ihre Ergebnisse in einem zweiseitigen Bericht.[29] 1962 erhielten Watson, Crick und Wilson für die Entdeckung der DNA den Nobelpreis.

Es gibt genügend Beispiele von Benachteiligungen, die Frauen in der Forschung hinnehmen mussten. Die Verleihung des Nobelpreises für die Aufklärung der Struktur und des Mechanismus der DNA gehört nicht dazu. Gewiss war Watsons Haltung gegenüber Frauen völlig inakzeptabel. Auch die Handlung Wilsons verdient Kritik und Crick lies dies zumindest zu. Aber das hat nichts damit zu tun, dass Franklin selbst keinen Nobelpreis erhalten hat. Man muss wissen, dass die von Alfred Nobel verfassten Prinzipien des von ihm gestifteten Preises die Verleihung an maximal drei Menschen gleichzeitig diktieren. Drei, nicht vier. Außerdem werden Nobelpreise nur an Lebende vergeben, was der Grund dafür ist, warum beispielsweise Stephen Hawkins

---

29   Watson JD, Crick FHC (1953) „Molecular structure of nucleic acids: A structure for deoxyribose nucleic acid" Nature. Nature Publishing Group, 171(4356), 737–738

nie diese Auszeichnung bekommen wird. Wenn das Preiskomitee die Leistungen aller Beteiligten gleichmäßig würdigen und keinen aktiv benachteiligen wollte, blieb nichts anderes übrig, als abzuwarten. Franklin starb 1958, kaum 38 Jahre alt.

Die Mechanik der Gene

Wie die **DNA** aufgebaut ist und wie sie Information kodiert, ist längst Schulstoff und schnell erklärt: Ihre Form ist die einer gedrehten Strickleiter, die Sprossen bestehen aus jeweils zwei Nukleinbasen, von denen es an der DNA vier gibt: **Adenin** und **Thymin**, **Guanin** und **Cytosin**. Die chemische Struktur ist für das Verständnis nicht so wichtig, aber Adenin (A) paart sich immer mit Thymin (T), Guanin (G) mit Cytosin (C). Es gibt also nur A-T oder T-A und G-C oder C-G. Jeweils drei dieser Paarungen, also drei Strickleitersprossen, kodieren[30] eine Aminosäure. Aminosäuren sind die Bestandteile der Proteine, aus denen alles Leben der Erde aufbaut. Sie unterstützen chemische Reaktionen, arbeiten in Muskelfasern, sorgen für die Weiterleitung von Impulsen in Nervenzellen, bauen Knochen und Gewebe auf. Kurz gesagt, sie sind die Universalwaffe des Lebens. Wer den Aufbau der Proteine kennt, besitzt den Bauplan des Lebens.

---

30   Der Begriff der *Kodierung* wurde das erste Mal von Erwin Schrödinger gebraucht, einem der Pioniere der Quantenmechanik und Informationstheorie. Dies ist Ausdruck der seltsamen Kovarianz von Genetik und Informatik, auf die dieses Buch noch öfter eingehen wird. Siehe: Schrodinger E (1944) „What is life?" | verfügbar unter *http://www.whatislife.ie/downloads/What-is-Life.pdf*

TTT	Phenylalanin	TCT	Serin	TAT	Tyrosin	TGT	Cystein
TTC		TCC		TAC		TGC	
TTA	Leucin	TCA		TAA	Stop	TGA	Stop
TTG		TCG		TAG		TGG	Tryptophan
CTT		CCT	Prolin	CAT	Histidin	CGT	Arginin
CTC	Leucin	CCC		CAC		CGC	
CTA		CCA		CAA	Gltuamin	CGA	
CTG		CCG		CAG		CGG	
ATT		ACT	Threonin	AAT	Asparagin	AGT	Serin
ATC	Isoleucin	ACC		AAC		AGC	
ATA		ACA		AAA	Lysin	AGA	Arginin
ATG	Methionin, Start	ACG		AAG		AGG	
GTT		GCT	Alanin	GAT	Asparaginsäure	GGT	Glycin
GTC	Valin	GCC		GAC		GGC	
GTA		GCA		GAA	Glutaminsäure	GGA	
GTG		GCG		GAG		GGG	

Abb. 4: Der genetische Code. Jeweils drei Nukleinbasen kodieren eine Aminosäure. Definierte Kodierungen stehen für Start und Stopp eines Proteinplans.

Warum die Strickleiter? Es würde doch genügen, einen einzigen Strang zu haben, auf der die Nukleinbasen wie Perlen aufgereiht sind. Für die reine Information würde das tatsächlich ausreichen, allerdings haben wir es hier mit einem Molekül zu tun, das 4 Milliarden Jahre chemische und biologische Evolution hinter sich hat und entsprechend perfektioniert wurde. Zunächst ist die **doppelte Helix** chemisch sehr viel stabiler als ein Einzelstrang, sie kann 1000 Jahre überdauern. Wir wissen das, weil die DNA aus toten Mammuts im ewigen Eis immer noch einwandfrei gelesen werden kann.[31]

Wichtiger ist aber der ausgeklügelte Mechanismus ihrer **Replikation**, der ebenso einfach wie genial ist. Hier möchte ich auf einen Vergleich eingehen: Früher wurden Bücher kopiert, indem Mönche diese mühsam abgeschrieben. Dabei passierten Fehler, teilweise wurden manchmal ganze Seiten vergessen. So mancher wird sich eine einfachere Möglichkeit gewünscht haben, etwa eine Zauberkiste mit Papier und Buchstaben, in die das Buch einfach hineingelegt wird. Dann wird

---

31   Miller W. et al. (2008) „Sequencing the nuclear genome of the extinct woolly mammoth" Nature. Nature Publishing Group, 456(7220), 387–390

kräftig geschüttelt und die Kopie entsteht wie von selbst, fehlerfrei und tadellos.

Was ich da beschrieben habe, ist vergleichbar mit dem Vorgang, der sich bei der Replikation der DNA abspielt. In unserer Kiste sind viele unterschiedliche Kettenglieder. Die zu vervielfältigende DNA wird in der Mitte aufgetrennt, dann wird ‚geschüttelt‘. Da die Nukleinbasen nur an ihrem Gegenpart anbinden können (A und T, G und C, siehe oben), finden sich ganz von alleine die nötigen Partner, um die jeweils ‚halben‘ Strickleitern zu vervollständigen. Am Schluss sind zwei perfekte DNA-Zwillinge vorhanden.

Naja, ganz so einfach ist es dann doch nicht:

- Die DNA ist in tierischen Zellen im Zellkern in **Chromosomen** aufgeteilt und aufgewickelt und muss erst entpackt werden.

- Auch die entpackte DNA könnte nicht einfach aufgetrennt werden, da sie in sich verdreht ist. Würde man an beiden Einzelsträngen ziehen, ergäbe das ein chaotisches Knäuel.

- Die neuen Bauteile werden nicht angefügt, wenn sie zufällig vorbei schwimmen, das würde viel zu lange dauern.

- Geschüttelt wird auch nicht.

Wir müssen genauer hinsehen. Die menschliche Zelle ist organisiert wie eine Großbaustelle. Da gibt es Orte, an denen gebaut wird und es gibt die zentrale Baubaracke, in der der Plan des Bauwerks aufbewahrt wird. Das ist die DNA, die im Zellkern[32] liegt und diesen nie verlässt. Es wäre ausgesprochen unpraktisch, wenn die Bauarbeiter jedes Mal in die Baubaracke kommen müssten, um Einzelheiten nachzusehen, das gäbe ein heilloses Gedränge und Verzögerungen wären unvermeidbar. Deshalb werden Teile des zentralen Bauplans kopiert und direkt an den Baustellen deponiert. Diese ‚Vorort-Blaupausen‘ bestehen aus

---

32   Bei manchen Einzellern (Prokaryonten) wie Bakterien und Urbakterien gibt es keinen Zellkern. Die DNA liegt dort einfach im Zellplasma.

Messenger- Ribonukleinsäure (**mRNA**), der Vorgang des Kopierens nennt sich Transkription. Die mRNA ist der DNA ähnlich, allerdings besteht sie nur aus einem Einzelstrang, denn sie muss ja nicht kopiert werden. Außerdem ist bei ihr die Nukleinbase Thymin durch Uracil ersetzt, das aber wie sonst auch an Thymin bindet. Die **RNA** ist viel weniger stabil und lässt sich deshalb auch leichter wieder abbauen.

Die DNA wird im Zellkern sicher aufbewahrt. Wird auf der Baustelle ein Protein benötigt, dann wird auf der DNA der entsprechende Abschnitt gesucht und transkribiert als mRNA (Blaupause). Diese verlässt den Zellkern in Richtung Bauplatz. Der Bauplan liest sich sequenziell und beginnt mit einem Startsignal (A-U-G), dann kommen viele tausend Kodierungen für Aminosäuren (jeweils drei Basenpaare), schließlich gefolgt von einem Stopp-Signal (U-A-A, U-A-G oder U-G-A). Für den Bau des Proteins (Translation) wird der Code von speziellen Enzymen gelesen, die jeweils eine Aminosäure zu einer entstehenden Kette (dem wachsenden Protein) hinzufügen. Die Aminosäuren hängen an einem Stück RNA (die Transfer-RNA oder **tRNA**), das genau zum genetischen Code passt. So ergibt sich fast von alleine die Ankopplung der richtigen Aminosäure; unterstützt wird das von den **Ribosomen**.

Die sind gewaltige Proteine, die aus zwei Bauteilen bestehen: zum einen eine spezialisierte RNA (rRNA) und zum anderen aus einem Enzym, der RNA-Polymerase. Ribosomen sorgen dafür, dass die Partner mRNA und die verschiedenen tRNAs mit den Aminosäuren zügig miteinander reagieren, wir messen Raten von 2–100 Nukleinbasen pro Sekunde[33]. Damit die Veranstaltung trotzdem nicht abendfüllend wird, arbeiten immer viele Ribosomen in Abschnitten parallel, die dann ihre Teilstränge miteinander verbinden. Ganz am Schluss

---

33   Milo R, Rob P (2015). „What is faster, transcription or translation?" Cell Biology by the numbers | verfügbar unter: *http://book.bionumbers.org/what-is-faster-transcription-or-translation/*

wird die fertige Kette der Aminosäuren abgetrennt und beginnt, sich in mehreren Stufen räumlich anzuordnen (*Faltung*). Es entstehen komplizierte dreidimensionale Gebilde, die perfekt auf an jeweilige Aufgabe im Körper angepasst sind. Bleibt noch zu ergänzen, dass der Bauplatz das oben erwähnte endoplasmatische Retikulum ist, über dessen Zweck die Zellbiologen so lange rätselten.

Wissen | Ausfall der RNA-Polymerase

Was passiert, wenn Ribosomen nicht mehr arbeiten können, weil die RNA-**Polymerase** ausfällt? Das bedeutet, dass der Bauplatz Zelle nicht mehr funktioniert, denn es können keine neuen Bauteile erstellt werden und die Zelle wird eher früher als später eingehen. Das Gift des Knollenblätterpilzes bewirkt genau dies, es hemmt die Ribosomen. Daher sind Vergiftungen mit diesem Pilz besonders gefährlich und führen rasch zum Tod. Zu Beginn geht es denn Patienten bis auf eine Übelkeit noch relativ gut, weil die Zellen Bauteile auf Vorrat produziert haben. Sind die verbraucht, fehlt die Grundlage des Lebens. Damit ähnelt die Knollenblätterpilzvergiftung der Strahlenkrankheit, bei der die DNA irreversibel zerstört wird. Auch hier ist eine Nachproduktion von Bauteilen nicht mehr möglich.

Quintessenz

Die Genetik ist die Wissenschaft von der Vererbung, mit der alle Lebewesen auf der Erde ihre biologischen Eigenschaften an die Nachkommen weitergeben. Das Prinzip ist überraschend einfach und universell. Basis ist ein zentraler Bauplan, den jede Zelle aufbewahrt, die DNA. Die innere Struktur der DNA vereinfacht ihre Replikation bei der Zellteilung. Auf die DNA wird zurückgegriffen, wenn neue Proteine gebaut werden müssen. Dies geschieht nicht direkt, sondern über eine Blaupause der DNA; der mRNA. Ribosomen sind das wesentliche Element beim Lesen der Blaupause und dem Aufbau des neuen Proteins.

Diese Grundlagen werden seit circa 50 Jahren verstanden.

4 Die Gentechnik am Start

Die Gentechnik hat bereits begonnen, sich von der Abhängigkeit von Universitäten und Forschungseinrichtungen zu lösen.

Nach der Entdeckung des Aufbaus der DNA und ihrer Prozesse dauerte es nicht lange bis zur breiten industriellen Umsetzung. In Großlaboren und Forschungseinrichtungen sind genetische Techniken längst Routine. Neu ist aber, dass diese auch in kleineren und kleinsten Laboren zum Einsatz kommen. Parallel zur Digitalisierung hat das Zeitalter der Gentechnisierung begonnen. **Biohacking**[34] wird zum Hobby, im Internet finden sich viele Quellen unter dem Suchbegriff „do-it-yourself biology", „diybio", „diybiology" oder „do-it-yourself Biologie". Dementsprechend entwickelt sich auch das Suchaufkommen im Internet.

---

34 Der Begriff *Biohacking* wird auch in anderer Hinsicht gebraucht oder missbraucht, etwa für vermeintliche Optimierung biologischer Vorgänge des eigenen Körpers. Hier tummeln sich alle möglichen geistigen Richtungen, bis hin zu esoterischen und pseudoreligiösen Gruppen.

relative Beliebtheit in Prozent

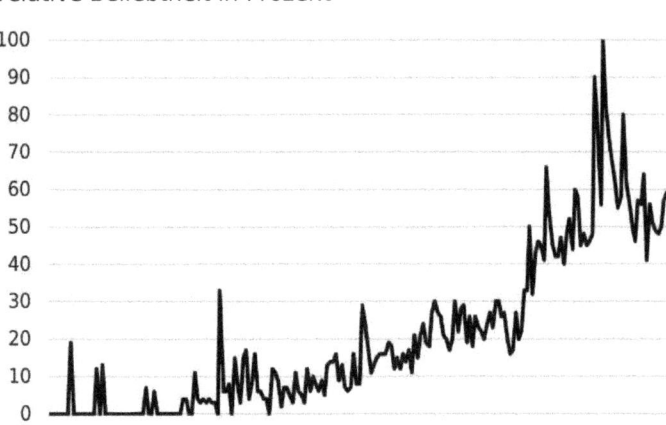

Abb. 5: Häufigkeit des Suchbegriffs „Do-it-yourself-Biologie" in Google (welt-weite Suche).

Es entstehen Labore am heimischen Küchentisch und es gibt speziali-sierte Lieferanten und Bausätze für verschiedene Arbeitstechniken, die ich im Folgenden vorstelle. Zuvor ein wichtiger Hinweis.

Gesetzliche Beschränkungen

Wer in Deutschland Gene von Organismen ändert oder mit gentech-nisch veränderten Organismen experimentiert, darf das nur in gen-technischen Anlagen tun, also in geeigneten, behördlich registrierten und überwachten Laboren unter Aufsicht eines sachkundigen Pro-jektleiters (siehe § 8 Abs. 1 GenTG). Wer dagegen verstößt, riskiert

Geldstrafen bis zu 50.000 Euro (siehe § 38 Abs. 1 Nr. 2 GenTG). Neben dem **Gentechnikgesetz** (GenTG)[35] müssen auch beachtet werden:

- Infektionsschutzgesetz (IfSG)
- Tierseuchenerreger-Verordnung (TierSeuchErV)
- Biostoffverordnung (BiostoffV)
- Gefahrstoffverordnung (GefStoffV) und
- Pflanzenschutzgesetz (PflSchG)

Das bedeutet, dass die Durchführung einiger der nachfolgend beschriebenen Techniken in Deutschland im nichtprofessionellen Bereich verboten ist.

Übrigens halte ich recht wenig davon, diese für die Industrie bestimmten Gesetze auf Versuche anzuwenden, die außerhalb Deutschlands in Schulen durchgeführt und vielfach über Baukästen oder in öffentlich zugänglichen Laboren und Maker-Spaces angeboten werden. Warum? Das strikte Verbot führt dazu, dass Gentechnik aus dem öffentlichen Raum verschwindet. Das hat zweierlei zur Folge: Die Versuche werden im Ausland durchgeführt oder im Geheimen: Beides kann kaum Ziel einer verantwortlichen Politik sein. Außerdem geht Wissen verloren oder wird nie erzeugt. Für einen kritischen Umgang mit der Materie ist aber Sachkenntnis unbedingt erforderlich.

Gewinnung von DNA (Extraktion)

In tierischen Zellen ist die DNA durch den Zellkern gut geschützt und es hat schon seinen Grund, warum Miescher die DNA zum ersten Mal aus Eiter extrahierte: Eitriger Auslauf entsteht, wenn das Immunsystem gegen eindringende Bakterien kämpft, und er ist deshalb voller

---

35   *https://www.gesetze-im-internet.de/gentg/*

Zelleichen, bei denen der Kern zerstört ist. Dementsprechend leicht ist es, die DNA zu gewinnen.

Um DNA zu extrahieren, werden Zellabstriche in eine Salzlösung gegeben, wodurch die Zellwand aufplatzt. Dann kommen Enzyme hinzu, die die Wand des Zellkerns an den Rissstellen vollständig abbauen. Ist dies geschehen, wird die DNA unlöslich gemacht (‚ausgefällt') und durch Zentrifugation getrennt: In einem schnelllaufenden Rotor werden die Gefäße mit der Zelllösung eingespannt und schnell gedreht, so dass die Zentrifugalkraft die schwereren Bestandteile nach unten bringt. Moderne Ultrazentrifugen bringen es auf eine Beschleunigung bis zur millionenfachen Erdanziehung bei einer Drehzahl von 150.000 pro Minute.

Um DNA sichtbar zu machen, genügen aber schon viel einfachere Mittel, die in den meisten Haushalten vorhanden sind. Das folgende Experiment, das auch bei uns erlaubt ist, stammt aus dem Internet und wurde so häufig modifiziert, dass der Urheber nicht mehr nachvollziehbar ist.

Experiment
Sichtbarmachung der eigenen DNA
Materialien: Benötigt wird ein Trinkglas, ein Schnapsglas, ein Teelöffel, ein Zahnstocher, normales Küchensalz, einige Körnchen Waschmittel und möglichst hochprozentiger Alkohol, empfohlen wird Wodka mit über 70 Prozent Alkoholgehalt. Ich habe den Versuch mit Haushaltsspiritus durchgeführt und einwandfreie Ergebnisse erhalten.

Durchführung:

1. Stellen Sie eine gesättigte Salzlösung her. Dazu füllen sie das Trinkglas zur Hälfte mit lauwarmem Wasser und schütten soviel Salz hinzu, dass sich ein Rest auf dem Boden bildet,

der sich nicht mehr löst. Sie werden ungefähr drei gehäufte Teelöffel voll benötigen. Gut umrühren!

2. Nehmen Sie einen mittelgroßen Schluck der gesättigten Salzlösung in den Mund und spülen sie damit gründlich. Wenn Sie wollen, können sie dabei die Innenseite ihrer Backen etwas mit den Zähnen kauen, so dass sich genug Zellen lösen. Sie sollten mindestens drei Minuten spülen.

3. Spucken sie die Salzlösung in das Schnapsglas.

4. Geben Sie zwei bis drei Körnchen eines handelsüblichen Waschmittels hinzu. Am besten eignen sich Vollwaschmittel. Mit dem Zahnstocher umrühren und 5 Minuten warten.

5. Jetzt ist eine ruhige Hand gefragt: Halten sie das Schnapsglas möglichst schräg und gießen den Alkohol (Spiritus) hinzu, so dass Alkohol und Kochsalzlösung getrennt bleiben (der Alkohol bildet eine Schicht über der Kochsalzlösung). Das ist nicht so schwer, wie es sich anhört. Wenn sie den Alkohol vorher in der Tiefkühltruhe kühlen und eine Pipette verwenden, geht es noch einfacher.

6. Warten sie eine Minute. An der Grenzfläche zwischen Alkohol und Kochsalzlösung bilden sich Schlieren, die sie mit dem Zahnstocher aufwickeln und nach oben ziehen können. Die Schlieren bestehen zum großen Teil aus ihrer eigenen DNA.

Ergebnis: Durch die Kochsalzlösung werden ihre Schleimhautzellen gelöst und die Zellwand platzt wegen des osmotischen Drucks. Das Waschmittel enthält membranaktive Substanzen, die die Wand des Zellkerns abbauen. Der Alkohol denaturiert die DNA, was bedeutet, dass sie sich streckt und in ihre Einzelstränge getrennt wird. Die sind in Wasser unlöslich und bilden deshalb Schlieren.

Mehret euch! (DNA-Polymerisation)

Wird bei einem Verbrechen eine DNA-Spur eines Verdächtigen gefunden, dann ist die Menge meist so gering, dass es vor einer Untersuchung nötig ist, die DNA zu vermehren, natürlich ohne ihren inneren
Aufbau zu verändern. Die Struktur der DNA ermöglicht die Replikation
fast von selbst, aber in der Zelle ('in vivo') sind trotzdem komplexe
Vorgänge nötig. Es geht einfacher: Die DNA muss nur dazu gebracht
werden, sich aufzutrennen, danach löst die Zugabe von DNA-Polymerase das Problem. Sie sorgt dafür, dass jeder Einzelstrang wieder
vervollständigt wird, wenn genügend Baumaterialien vorhanden sind.

Die DNA ist ein extrem langes Molekül und es macht meist keinen
Sinn, sie komplett zu replizieren, normalerweise wird nur ein Teilab-
schnitt vervielfältigt. Praktischerweise benötigt die Polymerase einen
Startpunkt, der an der DNA anhaftet, den so genannten *Primer*[36]. Mit
diesen ist es entsprechend einfach, den gewünschten Abschnitt genau
festzulegen. Primer gibt es maßgeschneidert zu kaufen. Es ist nur nötig,
die genetische Information des DNA-Abschnitts zu kennen, bei dem
die Replikation starten soll. Dieser Abschnitt wird ins Eingabefeld der
Internetseite eines Herstellers eingegeben und einige Tage später wird
der passende Primer geliefert.

Im letzten Experiment wurde die DNA mit Alkohol denaturiert, was
nicht ohne Schäden abgeht. Besser ist es, die gelöste DNA auf knapp
über 90 Gradcelsius zu erhitzen, das hat den gleichen Effekt. Danach
werden Baumaterial und DNA-Polymerase hinzugefügt, das Enzym
macht seine Arbeit und schon ist die doppelte Menge der DNA (oder
Teilen davon) vorhanden. Soweit, so gut. Um weiter zu vermehren,
wieder auftrennen, vervollständigen und so weiter. Dumm dabei ist

---

36   Die RNA-Polymerase beginnt einfach am Beginn der zu replizierenden
     RNA und benötigt keinen Primer. Das ist sinnvoll, denn normalerweise
     enthält die RNA nur den Bauplan für ein einziges Protein.

nur, dass die Polymerase bei den hohen Temperaturen irreversibel beschädigt wird. Das ist teuer. Die In-vitro-Vervielfältigung der DNA war deshalb früher eine kostenintensive Angelegenheit, da bei jeder Replikation das Enzym zerstört wurde und neu hinzugegeben werden musste.

Die Lösung fand eine weitere schillernde Gestalt der an solchen Persönlichkeiten bestimmt nicht armen Wissenschaftsgeschichte. Der spätere Nobelpreisträger *Kary Mullis* war Biochemiker, aber im Herzen Surfer an den Küsten Kaliforniens. Surfen, Drogenkonsum, Arbeiten, so ungefähr dürfte seine Priorisierung der Dinge gewesen sein. Als er 1983 mit dem Auto in sein Ferienhaus fuhr, traf ihn die Eingebung. Er glaubte zeitlebens, dass er diese ohne die Einnahme der Droge LSD nicht gehabt hätte.

> *„Wir befanden uns am Meilenstein 46,58 am Highway 128 und am*
> *äußersten Rand des Beginns des Zeitalters von PCR. Ich konnte es fühlen.*
> *Ich würde den Nobelpreis bekommen."*
> K. Mullis: "Dancing naked in the mind field" Penguin

Mullis war die oben skizzierte Idee der DNA-Vervielfältigung[37] bekannt, aber er machte das Verfahren zum Laborstandard, indem er keine normale Polymerase einsetzte, sondern die vom Bakterium Thermophilus aquaticus. Das lebt in heißen Quellen, wie in den Geysiren des US-Nationalparks Yellowstone, weshalb seine Enzyme extrem hitzeresistent sind. Sie überleben die Denaturierungstemperatur und damit ist nur eine einmalige Zugabe bei der DNA-Vervielfältigung erforderlich.

Die **Polymerase-Kettenreaktion** (PCR) war geboren, sie gehört heute zu den wichtigsten und meistgenutzten Methoden der Gen-

---

37　Die grundsätzliche Idee hatte über zehn Jahre vorher schon der norwegische Postdoc *Kjell Kleppe*, allerdings fehlten damals die technischen Möglichkeiten.

technik. Für die PCR wird die Ursprungs-DNA in eine Lösung gegeben. Die Polymerase, ein passender Primer und die nötigen Bausteine für den Aufbau neuer DNA werden hinzugefügt. Lösung und Zusätze gibt es ebenfalls fertig zu kaufen (*Ready-Mix*). Das Reaktionsgefäß mit der Lösung wird dann auf circa 95 Grad Celsius aufgeheizt (Denaturierung, also Auftrennung der DNA in Einzelstränge), auf 60 Grad abkühlt (Primer bindet an DNA[38]) und wieder auf 70 Grad aufgeheizt (Polymerisation der DNA). Dieser Zyklus wird normalerweise 20- bis 50-mal wiederholt. Das genügt, um die Menge der DNA um den Faktor 1000 bis 100.000.000.000 zu erhöhen. Die sich wiederholende Temperaturänderung kann über Wasserbäder geschehen, in das man die Reaktionsgefäße eintaucht, aber das ist umständlich und dauert lange. Praktischer ist der Einsatz eines automatischen **Thermocyclers**, der die Temperaturen zyklisch durchläuft. Diese Geräte kosten in der professionellen Ausführung ungefähr 30.000 Euro und haben schon einen ziemlichen Preisverfall hinter sich.

Für Biohacker gibt es diverse Bausätze und Baupläne. Den Anfang machte OpenPCR[39], ein Gerät mit Sperrholz-Gehäuse und einem modifizierten Computerlüfter, das ganze gesteuert von einem Ein-Platinen-Computer, die Kosten betrugen circa 500 Euro. Mittlerweile gibt es preiswertere Methoden, zum Beispiel der ‚Coffee Cup Cycler'[40], der für unter 300 Euro gebaut werden kann. Der Thermocycler des Autors ist ein sehr kompaktes Modul, das sogar noch günstiger ist, aber nur maximal 5 Reaktionsgefäße gleichzeitig verarbeitet.

---

38   Dieser Schritt wird auch Hybridisierung genannt.
39   *https://openpcr.org*
40   *https://www.instructables.com/Coffee-Cup-PCR-Thermocycler-costing-un der-350/*

Pferdefleisch in der Lasagne (Genetic Detection)

In der Wissenschaft ist eine gute Beobachtungsgabe manchmal wichtiger wie ein genialer Einfall. *Michail Semjonowitsch Zwet*, ein russischer Botaniker, beobachtete um 1900, dass Pflanzensäfte, die er mit Löschpapier aufsaugte, in einzelne Bestandteile aufgeteilt werden. Das Verfahren nennt sich Chromatographie und die Trennung kommt daher, weil die einzelnen Farbkörper unterschiedlich geformt sind und deshalb durch die Papierfasern verschieden stark gebremst werden. Mit dieser Technik, etwas modifiziert, lassen sich auch DNA-Fragmente ordnen und identifizieren.

Nach der PCR liegen massenweise Teile der replizierten DNA vor. Für eine herkömmliche Chromatografie wären die Moleküle zu groß, weswegen etwas nachgeholfen wird. Bei der **Gel-Elektrophorese** werden keine Papierstreifen verwendet, sondern feuchte Gel-Platten. In kleine Vertiefungen wird die replizierte DNA-Lösung eingefüllt und dann wird eine elektrische Spannung an den Enden der Platte angelegt. Da die DNA leicht negativ geladen ist, wandert sie beschleunigt zum Pluspol. Um die DNA-Spuren danach sichtbar zu machen, wird noch ein Farbstoff aufgesprüht.

Wissen | DNA

Mit DNA-Elektrophorese lassen sich Fleischproben von verschiedenen Tierarten unterscheiden und das ist so einfach, dass der Versuch von Schülergruppen durchgeführt werden kann.[41] Die DNA wird zunächst aus dem Fleisch extrahiert und mittels PCR vervielfältigt. Ein geeigneter Primer garantiert, dass ein besonders spezifischer Abschnitt der DNA[42] repliziert wird. Ver-

---

41   *https://www.bu-praktisch.de/index.php/bupraktisch/article/view/1080*
42   In diesem speziellen Fall hat sich mitochondriale DNA als besonders brauchbar erwiesen.

schiedene DNA-Proben von bekannten Fleischsorten werden
ebenso vorbereitet. Dann werden die Proben auf die Gel-Platte
aufgetragen und mittels Elektrophorese getrennt. Nach Färbung
zeigt der Vergleich, welche Sorte(n) sich beispielsweise in einer
Tiefkühllasagne befinden.

Der Mensch in Buchform (DNA-Sequencing)

1990 wurde ein internationales Großprojekt der Genetik begonnen,
um das Genom des Menschen vollständig zu entschlüsseln. Beteiligt
waren über 1000 Forscher aus mehr als 40 Ländern, Ziele waren u. a. die
Erforschung von Erbkrankheiten und der Krebsentstehung. Als erster
Leiter des Projekts fungierte der uns schon bekannte James Watson.
April 2013 konnten die Ergebnisse bekannt gegeben werden, die Ent-
schlüsselung dauerte also 13 Jahre. Möglich wurde das Vorhaben durch
den Einsatz von Maschinen, die die DNA Base für Base abbauen und
analysieren. Diese Gensequenzer wurden zu Hunderten eingesetzt, um
das gesetzte Ziel zu erreichen.

Wissen | Genom

Das menschliche Genom, das in fast jeder Zelle vorhanden ist,
enthält zwischen 20.000 und 25.000 Gene (also Sequenzen, die
eine Einheit kodieren), von denen die meisten in ihrer Funktion
unbekannt sind. In Buchform füllt die kodierte Information über
100 Bände zu je mehr als 1.000 Seiten. Ursprünglich hatten
die Forscher wesentlich mehr Gene erwartet, aber offenbar
befinden sich in unserer DNA lange Sequenzen ohne relevante
Information. Es stellte sich außerdem heraus, dass der direkte
Zusammenhang Gen → Ausprägung meist nicht existiert. Die
Haarfarbe eines Menschen zum Beispiel ist das Ergebnis eines

komplexen Zusammenspiels von mehreren Genen und individu-
ellen Zelleigenschaften.

Der erste Gensequenzer, an dessen Beschaffung ich 2005 beteiligt war,
kostete über eine Million Euro. Heute gibt es kompakte Geräte, die
etwa so groß sind wie ein USB-Stick und weniger als 1.000 Euro kosten.
Sie werden an einem Laptop betrieben, auf dem die Analysesoftware
läuft. Sequenzer sind nicht nur viel günstiger geworden, sondern auch
schneller: Die Sequenzierung des kompletten menschlichen Genoms
dauert heute nur noch 5 bis 10 Tage.

Manipuliertes Erbgut (Genetic Engineering)

Vorsicht
Wie erwähnt, ist es in Deutschland nicht erlaubt, außerhalb von
speziell ausgestatteten Laboren Veränderungen am genetischen
Material von Lebewesen vorzunehmen.

Genetic Engineering ist die Kunst, eine Zelle dazu zu bringen, genau die
Stoffe herzustellen, die gerade benötigt werden. Ist die Erbinformation
erst einmal an Ort und Stelle, beginnt sie fast ganz von alleine mit der
Produktion. Aber wie kommt die neue genetische Information hinein?
Dafür gibt es vier Wege[43]:

---

43   Natürlich wird auch in der klassischen Züchtung durch reine Selektion
      das Erbgut verändert, das hat schon Gregor Mendel so gemacht. Die
      Erfolge sind erstaunlich, man denke nur an Haustierrassen. Hier be-
      schränke ich mich allerdings auf gentechnische Methoden.

- Ein eigenständiger DNA-Ring (*Plasmid*) wird von einer Zelle aufgenommen und unabhängig von der zentralen DNA gelesen und vermehrt.

- Eine RNA-Sequenz wird von der Zelle aufgenommen und transkribiert, es wird also der auf der RNA befindliche Bauplan umgesetzt.

- Ein Stück DNA wird über einen viralen Transportmechanismus in den Zellkern gebracht.

- Die vorhandene DNA eines Lebewesens wird gezielt verändert.

Es ist relativ einfach, Plasmide in bakterielle Zellen einzuschleusen. Bei Bakterien befindet sich die DNA nicht in einem Zellkern, sondern schwimmt lose im Zellplasma. Es muss also nur die Zellwand überwunden werden und die reagiert empfindlich auf Temperaturänderungen.[44] Mit einem gezielten Hitzeschock (Erwärmung um circa 5 Grad Celsius) werden die Zellwände bereits permeabel und nehmen freie Plasmid-Ringe auf. Die gibt es wieder fertig zu kaufen[45] und mit einem Trick kann man sogar erreichen, dass das Plasmid bei der Zellteilung repliziert wird, also weiter vererbt wird[46]. Das Verfahren hat große kommerzielle Bedeutung bei der Herstellung von Arzneimitteln. Auch Hobbybiologen verwenden es gerne; die Zahl der Kits für

---

44   Zellwände bestehen aus einer doppelten Lipidschicht, also einem Verbund von Fettsäuren. Diese sind normalerweise gestreckt. Das führt zu einer stabilen Zellwand, die aber vergleichsweise unflexibel ist. Bei niedriger Umgebungstemperatur werden deswegen ungesättigte Fettsäuren eingebaut, die eine geknickte Form aufweisen, um die Zellwand durch gezielte Störung der Struktur flexibler zu machen. Das ist der Grund, weshalb die Zellen von Lebewesen, die in kalter oder sogar polarer Umgebung beheimatet sind, relativ viel der für uns gesunden ungesättigten Fettsäuren enthalten (etwa Lachs).

45   Beispielsweise hier: *https://www.addgene.org/*

46   Das geschieht durch Einbau einer besonderen Gensequenz ORI (engl. Origin of Replication).

Biohacker ist schwer zu übersehen und zusätzlich gibt es inzwischen viele gute Anleitungen[47].

> ### Wissen | Insulin
>
> Insulin als wichtiges Arzneimittel wurde früher gewonnen, indem es aus Bauchspeicheldrüsen von Schlachttieren extrahiert wurde. Das ist aufwändig und hat für Diabetiker auch Nebenwirkungen, da tierisches Insulin nicht vollkommen identisch ist mit dem Menschlichen. Heute werden in großen Tanks mit Nährlösungen (Fermenter) Bakterien gezüchtet, die genetisch mit Plasmiden so verändert wurden, dass sie Insulin produzieren.

RNA als Informationsträger muss ebenfalls den Zellkern nicht überwinden, da sie an den Baustellen der Zelle vor Ort wirkt. Damit sie die Zellwand durchdringt, wird sie in Lipid-Nanopartikel verpackt. Das sind kleine Minizellen, deren Wand ähnlich aufgebaut ist wie bei Wänden normaler Zellen, so dass sie bei Berührung miteinander verschmelzen. Da die RNA recht empfindlich ist, muss sie meist aktiviert (formuliert) werden, um nicht schon zuvor beschädigt zu werden. Das ist auch der Grund für die komplexe Vorbereitungsprozedur RNA-basierender Impfstoffe.

DNA in den Zellkern zu transportieren, das ist wesentlich aufwändiger. Meist werden dafür Viren verwendet, die die nötigen Enzyme und Mechanismen bereits mitbringen. Sie werden hier als *Vektor* bezeichnet. Viren sind keine Lebewesen, sondern nur Träger von Erbinformation ohne eigenen Stoffwechsel. Virenkörper sind im Lauf der Evolution perfekt auf ihre Aufgabe angepasst, die DNA-Information zu injizieren. Manche davon sehen wie kleine Injektionsspritzen aus.

---

47   Zu empfehlen ist: Pahara J, Legault J (2018) „Zero to Genetic Engineering Hero: The Beginner's Guide to Programming Bacteria at Home, School & in the Makerspace"

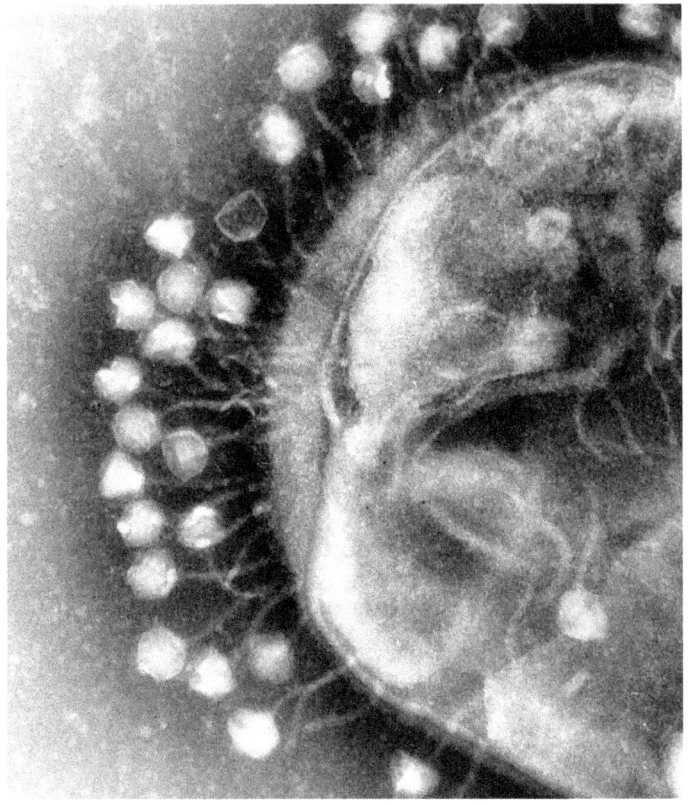

Abb. 6: Elektronenmikroskopische Aufnahme von Virenkörpern, die an eine Zelle andocken (GNU Free Documentation License, Dr. Graham Beards).

Die Königsdisziplin ist es, vorhandene DNA in einer lebenden Zelle gezielt anzupassen. Seit 2012 steht dafür ein mikrobiologisches Präzisionswerkzeug bereit, eine *Gen-Schere*. Mit ihr kann an einer genau festgelegten Stelle genetische Information entfernt oder eingefügt werden.

Es handelt sich um die **CRISPR/Cas**[48]-Methode, die von *Emmanuelle Charpentier* und *Jennifer Doudna* entdeckt wurde[49], die dafür 2020 den Nobelpreis erhielten. Mittels dieser Methode ist es einfach und vor allem kostengünstig, die DNA an einer bestimmten Stelle zu durchtrennen und ein Stück zu entfernen. Genauso gut kann auch ein Stück eingefügt werden. Die DNA wird danach wieder zusammengefügt und es bleiben keine Spuren zurück. Das ist sicher ein Quantensprung in der Gentechnik, denn damit ist es erstmals möglich, eine gegebene DNA sicher und definiert zu verändern. Geeignete CRISPR/Cas-Kits sind im Ausland für Biohacker längst kommerziell verfügbar.[50]

Quintessenz
Mittlerweile existieren eine Reihe gut untersuchter Verfahren, die Erbinformation eines Lebewesens gezielt zu verändern. Einige dieser Techniken werden nicht nur in der Forschung, sondern auch in der industriellen Produktion verwendet. Für alle Verfahren existieren für Hobbybiologen geeignete Anleitungen, außerdem sind die Materialien oder sogar vollständige Baukästen verfügbar.

---

48   Die Abkürzung ist ein wenig kniffelig, da teilweise rekursiv. Es handelt sich um eine RNA-Sequenz, die genau an die Stelle der DNA bindet, die gewünscht ist: CRISPR (Clustered Regularly Interspaced Short Palindromic Repeats), also ungefähr „gruppierte kurze palindromische Wiederholungen mit regelmäßigen Abständen" und dem dazugehörigen Protein CAS (CRISPR-associated protein), also „CRISPR-gebundenes Protein".

49   Jinek M. et al. (2012) „A programmable dual-RNA-guided DNA endonuclease in adaptive bacterial immunity" Science. American Association for the Advancement of Science, 337(6096), 816–821

50   Zum Beispiel hier: *https://www.the-odin.com/diy-crispr-kit/*

5 Der Kampf gegen das Virus

*Als derzeit wichtigste Waffen gegen die Pandemie gelten die
digitale Kontaktdatenverfolgung und der Einsatz genbasierender
Impfstoffe. Das eine trägt zur weiteren Verbreitung der
Digitalisierung bei, das andere wird der entscheidende Auslöser
für einen umfassenden Einsatz von Gentechnik sein.*

Am 31. Dezember 2019 wurde die Weltgesundheitsorganisation WHO
über eine neu auftretende Lungenentzündung in der chinesischen
Stadt Wuhan informiert. Niemand war in der Lage, das Ausmaß dieses
Ereignisses abschätzen. Die folgenden weltweiten Auswirkungen
übertrafen alle Vorhersagen.

Zwei Jahre danach können zumindest die direkten Folgen für die
entwickelten Länder entschärft werden, trotzdem wird uns COVID-19
noch geraume Zeit beschäftigen. Insbesondere das zahlenmäßig große
Potenzial von ungeschützten Menschen in den ärmeren Ländern
der Erde macht es mehr als wahrscheinlich, dass neue Mutanten
entstehen, gegen die bisherige Maßnahmen weniger wirksam sind.
Es wäre deswegen eine sehr kluge Entscheidung, wenn die vereinten
Nationen in einer gemeinsamen Kraftanstrengung möglichst schnell
den Schutz der Weltbevölkerung vorantreiben würden. Momentan
sieht es leider nicht danach aus. Daher müssen andere Maßnahmen
gefunden werden, um einen permanenten Lock down zu verhindern.

Digitale Heilmittel

Von Festland-China nicht offiziell anerkannt, steht das Land Taiwan
trotzdem in engem wirtschaftlichem und sozialem Austausch mit dem

großen Nachbarn: Fast eine Million Taiwanesen (circa 3 Prozent der Gesamtbevölkerung) leben auf dem Festland, zudem ist das Land selbst dicht besiedelt. Viele Chinesen machen Urlaub in Taiwan. Folglich hätte es dort einen großen Ausbruch von COVID-19 geben müssen, der aber nie eintrat.

Zugute kam dem Land, dass es bereits Erfahrung mit Pandemien gab. 2002 trat in der chinesischen Provinz Guangdong erstmals SARS (akutes schweres respiratorisches Syndrom) auf, der Erreger ist ebenfalls ein Coronavirus (SARS-CoV-1). Von einem Geschäftsmann, der China bereist hatte, wurde das Virus eingeschleppt und Taiwan war schwer betroffen. Nach bewältigter Krise beließ es die Regierung nicht bei Akutmaßnahmen, sondern es folgten erhebliche Eingriffe ins Gesundheitssystem, die künftige Epidemien leichter beherrschbar machen sollten. Im Jahr 2004, wenig mehr als ein Jahr nach dem Ausbruch von SARS, wurde das zentrale nationale „Health Command Center" (NHCC) eingerichtet und nach Ausbruch von COVID folgten weitere effektive Änderungen.

Wissen | Taiwan

Maßnahmen in Taiwan zur **Eindämmung der Pandemie:**[51]
Die nationale Krankenversicherungsdatenbank wurde zusammengelegt mit Einwanderungs- und Zolldatenbank.
Die Datenbasis wird ständig erweitert und in großem Stil ausgewertet: Zum Beispiel wird nach Patienten mit Atemwegssyndromen gefahndet, die keine Influenza haben.
Der Reiseverkehr wird kontrolliert mit teilweise rigoroser Beschränkung und Meldepflicht für Reisende.

---

51   Wang CJ, Ng CY, Brook RH (2020) „Response to COVID-19 in Taiwan: Big Data Analytics, New Technology, and Proactive Testing" JAMA – Journal of the American Medical Association. American Medical Association, 1341–1342

Bei Klinikbesuchen werden verdächtige Daten automatisch gemeldet.

Personen in Quarantäne werden via Smartphone überwacht.

Eine Hotline für Bürger wurde eingerichtet.

Personen, die Falschmeldungen in Umlauf bringen, werden verfolgt und bestraft.

Maskenbestände werden kontrolliert, die Produktion von Gesichtsmasken wurde hochgefahren und der Verkaufspreis festgelegt, zudem wurde ein Exportverbot verhängt.

Ganz eindeutig wurden einige Anforderungen des Datenschutzes vernachlässigt und es ist erstaunlich, dass sich solche einschneidenden Änderungen sich überhaupt durchsetzen ließen. Die Digitalisierung nimmt die Schlüsselposition ein. Daten werden automatisiert abgeglichen und regelmäßig auf Auffälligkeiten geprüft. Das eigentlich zentrale Prinzip der Datensparsamkeit wird kaum beachtet, das heißt, es werden Daten auch von nicht Betroffenen gespeichert, ohne dass ein zwingender Grund vorliegt. Es gibt auch keine besonderen Einschränkungen, was die Auswertungen betrifft, alle jetzigen und künftigen Ergebnisse, die aus den Daten gefolgert werden, sind via Gesetz legitimiert. Das ist alles schwer akzeptabel, aber die Zahlen geben dem Land recht:

14-Tage-Inzidenz

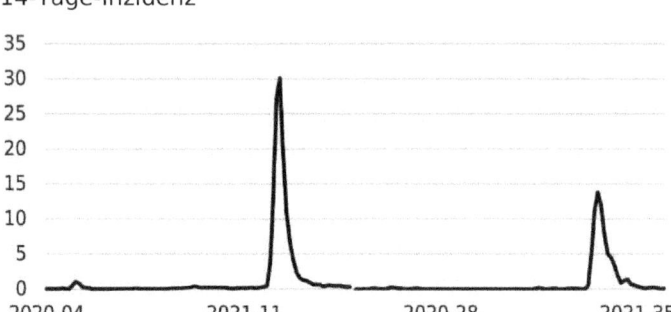

Abb. 7: COVID-19-Fälle in Taiwan. Die Grafik zeigt die niedrige Rate an erkrankten Personen in Taiwan; zwei lokale Krankheitsausbrüche konnten schnell wieder eingefangen werden.[52]

Bemerkenswert ist:

- Bis Anfang Mai 2021 waren nur circa 80.000 Taiwanesen geimpft[53], die Impfrate war mit 0,34 von 100 Personen sehr niedrig.
- Ein Ausbruch der Erkrankung ab Anfang Mai 2021 (ausgelöst wohl durch Flugpersonal) konnte schnell wieder eingefangen werden.
- Die von der taiwanesischen Regierung eingesetzten Maßnahmen sind relativ unspezifisch, sie sollten sich auch bei weiteren Epidemien bewähren.

---

52   Daten aus: ECDC (2021) „COVID-19 situation update worldwide, as of week 4, updated 4 November 2021" European Centre for Disease Prevention and Control, (February), pp. 1–21 | verfügbar unter: *https:// www.ecdc.europa.eu/en/geographical-distribution-2019-ncov-cases*

53   Hannah R et al. (2021) „Coronavirus (COVID-19) Vaccinations – Statistics and Research – Our World in Data" | verfügbar unter: *https://ourwo rldindata.org/covid-vaccinations?country=TWN*

Quintessenz
Digitale Kontaktdatenverfolgung kann durch rechtzeitiges Erkennen von Fällen und sofortige Isolierung eine Epidemie eindämmen. Dabei sind die Maßnahmen unspezifisch, müssen also nicht immer auf neue Erkrankungen angepasst werden. Bei lokalen Ausbrüchen oder bereits stark angestiegenen Fallzahlen sind sie scheinbar ebenfalls innerhalb kurzer Zeit wirksam.

„Mehr Testen für weniger Corona"

Dreh- und Angelpunkt aller Verfahren zur Eindämmung der Pandemie sind geeignete Testverfahren, denn nicht jede Infektion läuft so ab, dass sie vom Patienten bemerkt wird. Gerade die unauffälligen, aber infektiösen Erkrankten sind es, die die Epidemie verbreiten.

Die gängigen **Schnelltests**, die mittlerweile millionenfach zum Einsatz kommen, reagieren nicht auf die Erbinformation des Virus, sondern auf Virenproteine[54]. Da diese zuvor nicht vermehrt oder konzentriert werden, muss genügend Virusmasse in der Probe enthalten sein, damit der Test anspricht. Das macht diesen Test nicht sehr zuverlässig. Die Wahrscheinlichkeit eines positiven Testergebnisses bei Infizierten bei Laborbedingungen liegt zwischen 95 Prozent und 75 Prozent[55], was bedeutet, dass von 100 Infizierten 5 bis 25 nicht

---

54 Ein Antigentest auf Coronaviren sieht nicht nur so aus wie ein Schwangerschaftstest, er funktioniert auch ähnlich: In einem Medium sind Antikörper auf Virusproteine eingebracht, die einen chemischen Komplex bilden, der eine Färbung ausweist.

55 Dinnes J et al. (2021) „Point-of-care"-Antigen-Schnelltests und molekulare Schnellests zur Vor-Ort-Diagnose von SARS-CoV-2-Infektionen" Cochrane Database of Systematic Reviews | verfügbar unter: *https://www w.cochranelibrary.com/cdsr/doi/10.1002/14651858.CD013705.pub2/full/de*

erkannt werden[56]. Unter realen Bedingungen dürften selbst diese Zahlen noch zu optimistisch sein, denn es kommen nicht genügende Virenkonzentration bei unsachgemäßer Probenentnahme und andere Probleme hinzu, wie etwa abgelaufenes Test-Sets. Untersuchungen deuten darauf hin, dass Infizierte unmittelbar nach der Ansteckung und ab zwei Wochen danach keine Testreaktion mehr auslösen, obwohl sie durchaus noch Überträger sein können.

Die **PCR-Tests** arbeiten, wie der Name schon sagt, mit der Polymerase-Kettenreaktion. Virus-RNA wird extrahiert und vervielfältigt, anschließend mittels passgenauer RNA-Abschnitte detektiert. Wegen der Konzentrierung und der akkuraten Erkennung viraler RNA sind diese Tests wesentlich genauer und sensitiver.

Impfen, aber wie?

Bei den Impfstoffen gibt es allgemein drei verschiedene Typen: **Lebendimpfstoffe**[57], **Totimpfstoffe** und **genbasierte Impfstoffe**. Lebendimpfstoffe eignen sich wegen ihrer potenziellen Ansteckungsgefahr nicht gegen COVID-19, sondern nur für Erkrankungen, die gewöhnlich nicht dramatisch oder tödlich verlaufen, also Masern, Mumps oder Röteln. Ihr Vorteil liegt in der gründlichen Immunisierung, das heißt der Impfschutz hält lange an, meist lebenslang.

---

56   Für Testverfahren sind die wichtigsten Parameter die Sensitivität und die Spezifität. Eine hohe Sensitivität besagt, dass möglichst alle Infektionen erkannt werden; eine hohe Spezifität besagt, dass Nichtinfizierte kein falsch-positives Ergebnis erhalten. Antigentests sind nicht besonders sensitiv, dafür aber recht spezifisch. Bei einem idealen Test wäre es genau andersherum.

57   Wird gegen Viren geimpft, ist der Begriff *Lebendimpfstoff* irreführend, da Viren selbst keinen Stoffwechsel haben und daher auch nicht zur belebten Natur zählen.

Bei den Totimpfstoffen handelt es sich um Erreger, die chemisch oder physikalisch verstümmelt werden und deshalb nicht mehr infektiös sind. Die Herstellung ist aufwändig und teuer wegen der nötigen komplexen Reinigungsbehandlungen des Serums, denn es dürfen ja keine lebenden Erreger, sondern nur nicht vermehrungsfähige Teile enthalten sein. Impfungen gegen Hepatitis B, Kinderlähmung oder Keuchhusten gehören zu dieser Gruppe. Nachteilig ist die geringere Immunisierung. Meist werden sie daher zusammen mit einem Lebendimpfstoff verabreicht, um das körpereigene Immunsystem zusätzlich zu aktivieren.

Bei Impfungen gegen Viren tut sich die Medizin grundsätzlich schwer, wie das Beispiel Grippe zeigt. Bakterielle Erreger sind vollständige Lebewesen mit eigenem Stoffwechsel und selbstständiger Vermehrungsfähigkeit. Sie reagieren relativ empfindlich auf Abwehrmaßnahmen, beispielsweise durch Antibiotika und haben eine bestimmte Mindestgröße. Bei der Impfung gegen Viren liegt das Problem in ihrem inneren Aufbau. Viren leben nicht im eigentlichen Sinne und Antibiotika sind deshalb wirkungslos. Sie bestehen im Wesentlichen aus ihrer Erbinformation[58] und müssen eine lebende Zelle ‚überreden‘, mit Hilfe dieses Bauplans weitere Viren herzustellen. Sie sind mindestens eine Zehnerpotenz kleiner als bakterielle Erreger und deshalb schwerer für das Immunsystem zu beseitigen. Wegen des grundsätzlich einfachen Aufbaus der Viren gibt es auch häufiger und früher Mutationen. Mit klassischen Totimpfstoffen ist hier wenig zu erreichen, denn das Immunsystem reagiert meist nur schwach.

Trotzdem waren gegen COVID-19 auch klassische Totimpfstoffe verfügbar. Die ersten chinesischen Impfstoffe setzten auf dieses Verfahren, sind allerdings von der Wirkung her eingeschränkt. Der Anti-

---

58   Meist sind noch Proteine vorhanden, etwa als Schutzhülle oder zum Durchbrechen der Zellwand.

körpertiter, das ist ein gewisses Maß für die Höhe der Abwehrkräfte des Immunsystems, ist deutlich niedriger als bei Genesenen.

Wissen | Tot- und Proteinimpfstoffe

Warum impfen wir eigentlich gegen COVID nicht mit Totimpfstoffen? Wegen der schnellen Einführung der Impfstoffe ist die Faktenlage unübersichtlich, aber es ist wahrscheinlich, dass der Schutzfaktor von klassischen Totimpfstoffen 75 Prozent nicht übersteigen wird. Aus Gründen, die die Studienpopulation betreffen (Stichwort: unentdeckte überstandene Infektionen) könnte es durchaus sein, dass der reale Wert sogar noch deutlich darunter liegt. Der Impfschutz gegenüber Mutanten ist als gut zu bezeichnen, da gegen mehrere Virenbestandteile geimpft wird. Aber die Herstellung von klassischen Totimpfstoffen ist aufwändig und teuer. Zunächst müssen große Mengen der Viren gezüchtet werden, bevor diese mit einem möglichst sicheren Verfahren in einen inaktiven Zustand überführt werden, der die Struktur wegen der Wirksamkeit möglichst wenig ändert. Anschließend erfolgt eine komplexe Reinigungsprozedur, die trotz aller eingesetzter Technik, wegen der geringen Größe von Viren, kaum zu bewerkstelligen ist. Die Schwierigkeit liegt darin: Es dürfen keine vermehrungsfähigen Viren mehr im Impfstoff enthalten sein, andererseits muss möglichst viel ursprüngliches Material erhalten bleiben. Dies und die eingeschränkte Wirksamkeit haben dazu geführt, dass klassische Totimpfstoffe in der Entwicklung fast keine Rolle mehr spielen.

Es gibt allerdings noch eine andere Möglichkeit: Nicht die inaktivierten Viren werden verabreicht, sondern nur die Virenproteine, die mit gentechnisch manipulierten Zellkulturen im Labor gezüchtet werden. Diese Proteinimpfstoffe werden momentan entwickelt und kommen demnächst auf den Markt. Allerdings sind auch Proteinimpfstoffe weniger wirksam und müssen daher mit chemischen Adjuvanzien verstärkt werden, die problematisch sein können. Zudem ist es sehr aufwändig, geeignete proteinerzeugende Zellkulturen zu züchten, was zu langwierigen Entwicklungszyklen führt. Das ist der Hauptgrund, weshalb zunächst ein neues Verfahren bei der Impfstoffentwicklung zur Anwendung gekommen ist. Auch bei nötigen Anpassungen infolge von Mutationen dürften Proteinimpfstoffe im Nachteil sein.

Wie man einen Impfstoff programmiert

Bei der völlig neuen Impfstoffgruppe der genbasierten Impfstoffe handelt es sich eine Untergruppe der Totimpfstoffe, aber mit einem völlig anderen Wirkmechanismus. Die zwei wichtigsten Prinzipien dabei sind das DNA-Vektor-Verfahren und die mRNA-basierenden Impfstoffe[59]. Beide sind genbasierend, aber nicht genetisch wirksam, da der Einbau genetischer Information in das Genom des Empfängers ausgeschlossen, bzw. unwahrscheinlich ist[60]. Für ihre Herstellung sind gentechnisch ausgestattete Labore erforderlich.

Es werden keine Viren oder Virenteile gespritzt, sondern die genetische Information hierzu. Es ist, als ob man an den Zellen der Geimpften anklopfen würde mit der Frage: Hier ist ein Bauplan für Virenbestandteile, könnten sie die bitte für mich anfertigen? Der

---

59 Es gibt noch weitere Verfahren und Methoden, zum Beispiel plasmidbasierende DNA-Impfstoffe, Impfung mit Proteinteilen, antikörperbasierende Impfung.

60 Stephen SL et al. (2010) „Chromosomal Integration of Adenoviral Vector DNA In Vivo', Journal of Virology" American Society for Microbiology, 84(19), 9987–9994

Körper selbst produziert die Virenteile, die dann dem Immunsystem als Matrize dienen, um künftige Infektionen abwehren zu können. Das Verfahren ist daher genauso elegant wie einfach. Aber wie gelangt die Information in die Zelle?

Beim DNA-Vektor-Verfahren werden für den Menschen nicht krankheitsauslösende Viren verwendet, die ein kurzes Stück DNA direkt in den Zellkern transportieren. Dort wird dann transkribiert und in Eiweiße umgesetzt, wie im vorigen Kapitel beschrieben. Was das Verfahren in meinen Augen nicht ganz so elegant macht, denn die DNA wird ja nicht unbedingt benötigt; RNA würde vollkommen ausreichen. Das ist genau das Prinzip der mRNA-Impfstoffe. Hier wird die Information gleich auf der fertigen RNA transportiert, was die ganze Sache um einiges einfacher macht, da die RNA nicht in den Zellkern transportiert werden muss, sondern nur durch die Zellwand[61]. RNA-Impfstoffe haben zudem den Vorteil einer genau definierten Lebensdauer.

Wissen | programmierte Impfstoffe[62]

Der mRNA-Impfstoff BNT162b2 erzielt in der menschlichen Zelle eine Produktion des Spike-Enzyms des COVID-19-Erregers und löst damit eine Immunreaktion des Körpers dagegen aus. Das Spike-Enzym befindet sich auf der Oberfläche des Virus und hat die Aufgabe, das Eindringen in die Zelle zu ermöglichen. Die genetische Information des Spike-Proteins ist ungefähr 1.000 Nukleinbasen lang, der Impfstoff besteht aber aus 4.282 Basen. Die zusätzliche Information ist u. a. nötig, um die Effektivität des Impfstoffs programmiert zu verändern.

---

61   Auch hier werden Lipid-Nanopartikel verwendet.

62   Živadinović D (2021) „Zielwasser" c't 5/2021 130–136

❶ Die Base Uracil wurde ersetzt durch Pseudo-Uracil, womit das körpereigene Immunsystem überlistet wird, das normalerweise die Replikation fremder RNA verhindert. ❷ Die Startsequenz der Impfstoff-RNA wurde modifiziert, um die Abbaubarkeit zu erschweren. ❸ Die Information des Spikeproteins wurde optimiert, indem einige Basen durch andere so ersetzt wurden, dass die kodierte Information gleichbleibt (→ Abb. 4: Der genetische Code). Diese Änderungen haben eine schnellere Proteinsynthese zur Folge. ❹ Auch am Ende der RNA ist eine Besonderheit eingebaut: Die Poly-A-Region dient dazu, die Häufigkeit, mit der eine RNA gelesen wird, zu steuern. Nach jeder Eiweißsynthese wird ein Stück der Poly-A-Region abgetrennt. Ist sie aufgebraucht, wird die RNA zerlegt, also ‚recycelt'. Damit ist der Impfstoff effektiver und länger wirksam, je nach individueller ‚Programmierung'.

Mutationen und ihre Folgen

Was Pandemien so gefährlich macht, ist nicht unbedingt die auslösende Krankheit selbst. Das Hauptproblem liegt vielmehr darin, dass sich eine sehr große Anzahl von Menschen infiziert. Diese hohe Infiziertenzahl hat die Replikation einer unglaublichen Menge von Virenkörpern zur Folge. Bei dieser Replikation geschehen Fehler, die schließlich zu Mutationen führen. Der größte Anteil der Mutanten wird sich nicht durchsetzen. Aber bei einem sehr kleinen Anteil kann es durchaus sein, dass der mutierte Typ sogar infektiöser wird. Je mehr Menschen infiziert sind, umso höher ist die Wahrscheinlichkeit genau für diesen Fall.

Bei der global hohen Anzahl infizierter Menschen ist es deswegen nicht verwunderlich, dass das bereits geschieht. Zu den im Moment erfolgreichen Varianten zählen die „Delta" und „Omikron" genannten

Typen. Beide sind nach bisherigem Wissensstand wesentlich ansteckender als die ursprünglichen Corona-Wildtypen und werden deshalb innerhalb kurzer Zeit einen Großteil der Neuinfektionen ausmachen. Das hat zur Folge, dass von den mutierten Typen selbst wiederum Milliarden Kopien erzeugt werden, unter denen mit hoher Wahrscheinlichkeit weitere Mutanten sein werden.

Die Mutation einer Mutante ist aber voraussichtlich vom Wildtyp weiter entfernt als die Mutation eines Basistyps selbst, weswegen die im Moment verfügbaren Impfstoffe zunehmend unwirksamer sein werden. In der Folge müssen neue Impfstoffe entwickelt werden, um die Wirkung der Impfung zu gewährleisten. Allerdings wirken diese neuen Impfstoffe mehr auf die mutierten Mutanten, weniger auf Typen, die den Wildtypen näher sind.

Mit zunehmendem Einsatz der weiterentwickelten Impfstoffe wird deswegen die Gefahr steigen, dass ein wieder aufflammender Wildtyp eine neue Welle auslöst, da die Geimpften gegen diesen weniger geschützt sind. Es wird also – ähnlich wie bei der Grippeimpfung – notwendig sein, in regelmäßigen Abständen einen „Impf-Mix" anzubieten, der gegen zu diesem Zeitpunkt grassierende Typen immun macht. Um diesen Mix richtig abzustimmen, scheint es angezeigt, ein weltweites Monitoringsystem zu schaffen.

Häufig wird argumentiert, dass Mutationen auch dazu führen können, dass COVID mit der Zeit weniger gefährlich wird, also die Letalität und damit der Anteil der COVID-Erkrankten, der verstirbt, sinkt. Allerdings geht die Einleitung dieses Buches darauf ein, dass eine geringe Letalität eher ein Vor- als ein Nachteil für den Erreger selbst ist, da er sich dann besser verbreiten kann.

Jedoch ist der dadurch bedingte Selektionsvorteil bei einem Erreger mit bereits jetzt niedriger Letalität relativ gering, zum Beispiel gegenüber dem einer höheren Ansteckbarkeit. Es darf also vermutet werden, dass neue Mutationen viel häufiger infektiöser als weniger letal sein werden. Es kann sein, dass es dauert, bis eine entsprechende Entwicklung eintritt.

Quintessenz

Aussichtsreich gegen die Pandemie sind aus derzeitiger Sicht die digitale Kontaktdatenverfolgung und die Impfung mit genbasierenden Impfstoffen. Beide Verfahren haben ihre Nachteile: effektive Kontaktdatenverfolgung bedeutet in der Praxis eine deutliche Einschränkung der Datenschutzrechte; genbasierende Impfstoffe erfordern eine hohe Impfbereitschaft, sind relativ teuer und die Impfung ist aufwändig. Zudem wirken Impfstoffe zuverlässig im Wesentlichen nur für diejenigen Viren oder Virenvarianten, für die sie entwickelt wurden.

6 Die Welt nach der Pandemie

Nach der Pandemie wird der gesellschaftliche Digitalisierungsgrad weiter zunehmen, während sich die Gentechnik als Standardmethode etabliert. Beide Disziplinen werden sich gegenseitig ergänzen und verstärken.

Derzeit befinden sich weltweit mehr als 100 Impfstoffe gegen COVID-19 in der klinischen Prüfung, fast 200 sind im vorklinischen Stadium. Allein in Deutschland befassen sich über 35 Institute und Firmen mit der Entwicklung[63]. In aller Welt entstehen Einrichtungen, die sich mit den neuen Methoden auseinandersetzen. Freizeitforscher und Hobbyisten wenden gentechnische Techniken an, um ihre teilweise fragwürdigen Hypothesen zu testen, nicht selten im Selbstversuch[64].

Unterdessen nimmt die Digitalisierung neue Ausmaße an, auch in Deutschland, wo Datenschutz sehr ernst genommen wird. Es entstehen übergreifende medizinische Informationssysteme, um an europaweiten Projekten wie dem digitalen Impfpass überhaupt teilnehmen zu können. Wir waren früh dran: Bereits 2004 hat die Bundesregierung eine **elektronische Patientenakte** beschlossen, aber bisher ließ die Umsetzung auf sich warten. Im Hickhack mit der Ärztekammer, Interessenvertretungen und gesetzlichen Vorschriften hat sich die ausführende gematik GmbH[65] verheddert und Deutschland ist bei

---

63   vfa (2021) Impfstoffe gegen Coronavirus – aktueller Entwicklungsstand | verfügbar unter: *https://www.vfa.de/de/arzneimittel-forschung/woran-w ir-forschen/impfstoffe-zum-schutz-vor-coronavirus-2019-ncov*

64   Heidt A (2020) „Self-Experimentation in the Time of COVID-19" The Scientist | verfügbar unter: *https://www.the-scientist.com/news-opinion/s elf-experimentation-in-the-time-of-covid-19-67805*

65   Gesellschafter der *gematik* sind das Bundesministerium für Gesundheit (BMG), die Bundesärztekammer (BÄK), die Bundeszahnärztekammer

der Digitalisierung des Gesundheitswesens ins Hintertreffen geraten. Was Digitaltechnik im Gesundheitswesen betrifft, befinden wir uns europaweit nicht einmal mehr im Mittelfeld, sondern deutlich dahinter. Kürzlich aber wurden Fakten geschaffen: Das „Dritte Digitalgesetz" sieht eine elektronische ‚Kurzakte' vor, die für alle Patienten gilt. In ihr sind die wichtigsten Daten allgemein verfügbar, wenn die Umsetzung zeitgerecht erfolgt.

Überhaupt hat die Pandemie so etwas wie einen **Digitalisierungsschub** ausgelöst. Das Fernbehandlungsverbot für Ärzte ist gefallen und für weite Teile der Bevölkerung sind Videomeetings inzwischen völlig normal: Beispielsweise finden viele Lehrveranstaltungen und Schulunterricht über elektronische Verbindungen statt. Die Netzwerke erwiesen sich als stabil, was erstaunlich genug ist. Das alles wäre vor zwei Jahren undenkbar gewesen.

Digitaltechnik wird aber nicht nur unmittelbar gegen die Pandemie eingesetzt. Die moderne **Gentechnik** oder auch die Herstellung genbasierender Impfstoffe wären ohne sie gar nicht denkbar. Das hängt damit zusammen, dass einzelne Gene selten direkt wirken. Meist arbeiten mehrere Genome auf komplexe Art zusammen, um eine Eigenschaft zu etablieren. Die Abhängigkeiten anhand statistischer Methoden zu untersuchen und zu simulieren, das ist die Domäne der Bioinformatik. Dieses Teilgebiet ist rapide am Wachsen und für die Auswertungen werden mittlerweile Höchstleistungscomputer eingesetzt, die sonst nur bei Klimaforschung und Atomwaffensimulationen zur Anwendung kommen.

(BZÄK), der Deutsche Apothekerverband (DAV), die Deutsche Krankenhausgesellschaft (DKG), der Spitzenverband der Gesetzlichen Krankenversicherungen (GKV-SV), die Kassenärztliche Bundesvereinigung (KBV), die Kassenzahnärztliche Bundesvereinigung (KZBV) und der Verband der Privaten Krankenversicherung (PKV).

> **Quintessenz**
> Als Folge der Pandemie entstehen weltweit neue Einrichtungen, die sich mit Gentechnik befassen, außerdem nimmt der Grad der Digitalisierung zu. Die beiden Disziplinen ergänzen und verstärken sich gegenseitig.

Es wäre naiv zu glauben, dass sich die Labore, die sich mit Impfstoffen beschäftigen oder die IT-Zentren, die epidemiologische Daten verwalten, auf die Bekämpfung der aktuellen Krise beschränken werden. Die verwendeten Methoden sind universell einsetzbar und haben ein derartiges Potenzial, dass binnen kurzem völlig neue Anwendungen entstehen werden. Es wird viel passieren in den nächsten Jahren, wir werden eine Dekade der Gentechnik und der Digitalisierung erleben. Einige Entwicklungen sind bereits absehbar

RNA-Impfstoffe gegen Krebs

Krebs entsteht durch Schäden an der DNA, in deren Folge die Regulation der Zellteilung gestört wird. Die Zelle hat Mechanismen zur DNA-Reparatur, die aber in manchen Fällen nicht wirksam sein können, etwa bei Doppelstrangbrüchen. Werden dabei Hemmungsmechanismen zerstört, vermehrt sich die Zelle unkontrolliert und es entstehen Tumore oder Krebs. Da es sich um körpereigenes Gewebe handelt, ist die Behandlung wegen der kaum vorhandenen Unterscheidung zu normalen Zellen schwierig. Allerdings weisen praktisch alle Krebsarten Mutationen auf, bei denen sich neue Zellmarker bilden. Eine Therapie mit Antikörpern gegen diese Marker ist möglich, aber sehr aufwändig. Hier bietet sich die genbasierende Impfung mit der genetischen Information der Antikörper geradezu an, sie befindet sich bereits im experimentellen Stadium. Das körpereigene Immunsystem bekämpft die Krebszellen, was eine sehr effektive Therapie ist. Allerdings wird eine individualisierte Medizin nötig sein (Herstellung eines speziellen Impfstoffs für jeden Patienten, der im Extremfall nur einmal wirksam ist) und die Kosten werden entsprechend hoch ausfallen.

Weitere genbasierende Impfstoffe

Insuline werden hergestellt, indem Bakterien mit der spezifischen DNA versehen werden. Es gibt keinen elementaren Grund, warum das nicht mit Körperzellen möglich sein sollte. Grundsätzlich ist eine Impfung mit genetischer Information für die Herstellung eines bestimmten Stoffes denkbar und die sich ergebenden Möglichkeiten sind Legion. Vitamine, Arzneimittel, Drogen sind denkbar. Die Länge der Wirksamkeit eines entsprechenden Impfstoffs ließe sich mit dem Poly-A-Mechanismus genau steuern.

Gentechnisch angepasste Organismen

Die Gen-Schere CRISPR/Cas macht gezielte Änderungen der Erbinformation möglich und auch bei höheren Lebewesen ist der Eingriff erfolgreich, wie der Fall der chinesischen Zwillinge zeigt8. Wir sind weit davon entfernt, Proteine neu zu erfinden, die Natur hat hier einen fast uneinholbaren Vorsprung. Aber es ist möglich, existierende Proteine anderer Lebewesen zu verwenden, indem ihre genetische Information in das Erbgut eingebaut wird. Kurz: es wird relativ leicht sein, weiße Bernhardiner genetisch zu konstruieren, aber keine Blauen. Ich denke, dass zunächst Nutztiere und Nutzpflanzen in breiterem Ausmaß genetisch verändert werden, um sie ökonomisch und ökologisch auf die künftigen Bedürfnisse anzupassen. Auch die Veränderung von Haustieren wie Katzen und Hunden hat ein derartig hohes wirtschaftliches Potenzial, dass sie kommen wird. Die Manipulation des menschlichen Genoms ist technisch möglich. Das derzeit geltende Verbot hat keinen absoluten Charakter, denn viele ernste Krankheiten werden sich nur so therapieren lassen. Umso wichtiger ist es, hier möglichst frühzeitig ethische Normen zu definieren, die international durchgesetzt werden müssen.

Digitale Cyborgs und Transhumanismus

Fitnesstracker, medizinische Sensoren und sogar Implantate werden von Privatpersonen zunehmend zur Vermessung des eigenen Körpers eingesetzt. Es ist ein regelrechter Hype entstanden, der teilweise pathologische Züge enthält. Die extremsten Protagonisten bezeichnen sich selbst als **Cyborg**[66] (Cybernetic Organism) und bilden eine Bewegung, die sich unter dem Begriff Transhumanismus zusammenfassen lässt. Es gibt in Deutschland ungefähr 5.000 Personen, die sich einen Erkennungschip implantieren ließen. Der Chip ist käuflich erhältlich[67]; der Lieferant wirbt mit dem Spruch „Nun sind Sie ein Cyborg und können Ihre Fähigkeiten weiter ausbauen." Das ist noch nicht alles, es gibt implantierbare Mikrocomputer, die unter der Haut leuchtende Muster erzeugen („Northstar") oder rudimentäre Medizinwerte wie Temperatur, Blutzucker usw. aufnehmen (*Circadia*). An weitergehender Sensorik wird gearbeitet. Die Leistungsfähigkeit moderner medizinischer Prothesen ist in den letzten Jahren so angestiegen, dass behinderte Sportler mit High-Tech-Prothesen gegen nicht behinderte Athleten auf Augenhöhe antreten können, wie der Fall des südafrikanischen Sprinters Oscar Pistorius (*Blade Runner*) beweist. Die Entwicklung zusätzlicher Gliedmaßen ist ebenfalls im Gang: Eine Londoner Designerin hat einen dritten Daumen entwickelt, der gänzlich ohne Implantate auskommt und einfach umgeschnallt wird[68]. Gesteuert wird er durch eine Bewegung des großen Zehs und es ist interessant, wie schnell sich Versuchspersonen an das zusätzliche Körperteil gewöhnen.

---

66   Der Begriff wurde bereits 1960 erdacht: Clynes M, Kline N (1960) „Cyborgs and space", Astronautics, 26–27

67   *https://iamrobot.de*

68   Kieliba P et al. (2020) „Neurocognitive consequences of hand augmentation", bioRxiv. Cold Spring Harbor Laboratory

Medizinische Dienstleister

Es liegt in der Natur der Sache, dass Daten, die mithilfe von **Gesundheits-Apps** erhoben werden, auch auf damit zusammenhängenden Clouddiensten gespeichert werden. Häufig liegen die Daten bei kommerziellen Anbietern und werden nur bei Bedarf, wie dem Zugriff auf Verlaufsdaten, zugeladen. Hier ergeben sich für die kommerzielle Nutzung neue Anwendungsmöglichkeiten, was beispielsweise Produktwerbung oder einen eventuell kostenpflichtigen Datenzugriff betrifft. Das hat weitreichende Folgen für Patienten und Behandler, denn die Daten, auf denen die Therapie beruht, liegen im Zugriff Dritter.

Weitgehende Überwachung

Autonom fliegende **Multicopter** sind derart preiswert, dass die Anwendung für Überwachungszwecke in den zivilen und militärischen Bereich ausgedehnt wird. Der Einsatz von Quantencomputern erlaubt die akkurate Auswertung des Nutzerverhaltens von Konsumenten, die in der Folge sehr spezifisch nach ihren Ansprüchen bedient werden können.

Virtuelle Räume

Bereits heute verbringen viele Menschen einen beträchtlichen Teil ihrer Zeit in virtuellen Räumen, sei es in Spielumgebungen oder virtuellen Meetings. Die Verfügbarkeit von Avataren, die in virtuellen Umgebungen reale Eindrücke wiedergeben, ist nur eine Frage der Zeit. Denkbar ist eine virtuelle Urlaubsreise, in der sich nicht der Reisende selbst, sondern nur sein Avatar in Gestalt eines interaktiven Roboters bewegt. *HitchBot* ist ein ‚trampender‘ Roboter, der vollkommen autonom bereits durch ganz Kanada von Autofahrern mitgenommen wurde. Die Furcht vor möglicher Ansteckung macht diese Art des Reisens noch attraktiver. Moderne Simulationen sind bereits so perfekt, dass es möglich ist, mit ihnen Piloten auszubilden. Der Aufenthalt von Menschen in virtuellen Räumen über einen längeren Zeitraum wird folgen, denkbar wären virtuelle Sporterlebnisse. Als Folge dieser Entwicklung werden sich virtuelle Räume und Realität zunehmend vermischen und die Unterscheidung wird nicht leichtfallen.

Kryptowährungen

Der Bitcoin machte den Anfang, es folgten diverse *Altcoins*. Virtuelle Währungen haben den Vorteil der vermeintlichen Unabhängigkeit von zentralen Institutionen und sind daher für die organisierte Kriminalität, aber auch für politisch Verfolgte von höchstem Interesse. Es ist absehbar, dass nationale Notenbanken die Vorteile für sich nutzen werden und entsprechende Kryptowährungen für ihre Valuta ausgeben. Chinas digitale Währung „e-Yuan" steht in den Startlöchern und erlaubt die weitgehende Kontrolle des Zahlungsverkehrs. Welche Währung sich einen Platz im Portfolio der Reichen dieser Welt wird sichern können ist nicht absehbar, aber es wird mindestens eine etablierte digitale Währung geben.

Neue Verkehrsmittel

Der Fernverkehr wird aus ökonomischen Gründen automatisiert und menschliche Fahrer werden nur noch für die letzten Kilometer bis zum Zielort erforderlich sein. Fahren aber robotergesteuerte LKWs mit Minimalabstand auf Autobahnen, dann wird es kaum möglich sein, dass ihre Effizienz von den Fähigkeiten (oder besser ‚Nichtfähigkeiten') der privaten Autofahrer ausgebremst wird. Damit dürfte klar sein, dass am Konzept der **selbstfahrenden Autos** zumindest im Fernverkehr kein Weg vorbeiführt. Eine interessante Möglichkeit ist der Einsatz von **Flugtaxis**. Multicopter fliegen bereits mit Computerunterstützung und ihre Skalierung zur manntragenden Größe wurde bereits vollzogen. Durch entsprechende Software ist eine autonome Steuerung möglich, die vom Fahrgast nur die Eingabe eines Zielorts verlangt. Hierfür sind gesetzliche Zugeständnisse erforderlich: Wer ist bei Unfällen verantwortlich? Auch werden diese Möglichkeiten nur Menschen mit hohem Einkommen nutzen können.

Das Internet der Dinge

Heutige Computernutzer können sich häufig nicht mehr vorstellen, einen Rechner ohne Anbindung ans Internet zu nutzen. Das Netzwerk hat nicht nur zu einer Erweiterung der Möglichkeiten geführt, sondern dem Computer eine völlig neue Aufgabe verschafft: Die meiste Zeit werden die Geräte nicht als Rechenmaschine, sondern als Kommunikationsgerät genutzt. In naher Zukunft werden auch alle anderen möglichen Geräte, Maschinen und Werkzeuge vernetzt. Diese Entwicklung ist nicht neu. In Cambridge wurde bereits 1991 eine Kaffeemaschine mit einer Webcam versehen, damit Mitarbeiter bequem vom Arbeitsplatz aussehen konnten, ob noch Kaffee verfügbar ist. Die Webcam war witziger Weise weltweit aufrufbar. Sie wurde leider 2001 abgeschaltet, aber es gibt noch Verweise im Internet[69]. Künftig werden nicht nur Kühlschränke den Lieferanten melden, dass die Milch zu Ende ist. Fernseher sind heute schon mit Videoanbietern vernetzt und auch Fahrzeuge nutzen zunehmend die Vernetzung mit Werkstätten und Herstellern. Kleidung zur Erfassung von medizinischen Parametern, digitale Schmuckstücke (die elektronische Ausschau halten nach geeigneten menschlichen Partnern), computergesteuerte Brillen (die virtuell zusätzlichen Informationen ins Sichtfeld einblenden), digitale Hörgeräte (mit eingebauter Übersetzungsfunktion): Das alles ist im Prototypenstadium, entsprechende Marketinginitiativen werden folgen.

Kernfusion

Im August 2021 startete das Lawrence Livermore National Laboratory in der Nähe von San Francisco einen Versuchslauf eines optimierten Fusionsreaktors. Mit der relativ kleinen Apparatur wurde eine Kraftwerksleistung von 13 Millionen Gigawatt erzielt, allerdings nur 0,1

---

69   Stafford-Fraser Q (1995) „Trojan Room Coffee Pot Biography" | verfügbar
      unter: *https://www.cl.cam.ac.uk/coffee/qsf/coffee.html*

milliardstel Sekunden lang. Trotzdem, das ist die zehntausendfache Leistung eines mittleren Kernkraftwerks. Kernfusion ist eine alte Idee und sie galt lange Zeit als nicht umsetzbar. Nach den stufenweisen Erfolgen der letzten Jahre ist aber davon auszugehen, dass die technischen Hürden durchaus gemeistert werden können, wenn man der Technologie die Chance dafür gibt. Leider erzeugt auch die Kernfusion radioaktiven Müll, aber in wesentlich geringerem Ausmaß als die normale Kernspaltung. Falls die Umsetzung gelingt, wird das eine Revolution im Energiesektor bewirken.

Schwindender Einfluss der Nationalstaaten

Genetische Impfstoffe, genetische Anpassung von Lebewesen, selbstfahrende Fahrzeuge, virtuelle Netzwerke, weltweit operierende Gesundheitsdienstleister, das liegt alles außerhalb der Möglichkeiten kleinerer Staaten. Alleine wegen der immensen Kosten neuer Technologien werden die Möglichkeiten multinational operierender Unternehmen relativ steigen und es muss sich zeigen, ob Nationalstaaten überhaupt noch genügend Gegenmoment aufbringen können, um einer Einflussnahme nicht vollständig zu unterliegen.

Das Handeln multinationaler Konzerne orientiert sich damit nicht mehr unbedingt an den Forderungen der Länder, sondern an übergeordneten Interessen. Sie agieren wie ‚Superstaaten‘ und setzen ihre Ansprüche entsprechend durch. Hersteller von Getränken, Technologiekonzerne, Fahrzeughersteller, sie alle bewegen sich längst nicht mehr im staatlichen Umfeld, sondern eine Ebene darüber und das mit steigender Tendenz. Das ist in der Folge der globalen Wirtschaft ein normaler Verlauf.

Klimaänderung

Die Änderung des Klimas ist längst Realität. Sie wird erheblichen Einfluss auch neue Technologien haben, obwohl diese nicht unbedingt ursächlich sind. Einer der jüngeren Kursstürze von Kryptowährungen wurde damit begründet, dass die Berechnung der Hashwerte, die jede Transaktion erfordert, einen hohen CO_2-Ausstoss wegen der verbrauchten Energie zu Folge hat. *Elon Musk* hatte sogar angekündigt, erst wieder in diese Währungen investieren zu wollen, wenn ihr Energieverbrauch deutlich sinkt. Eine Reduzierung des Industrieverbrauchs in reichen Ländern wird aber nur das Gewissen derjenigen beruhigen, die es sich leisten können, also über den entsprechenden Wohlstand verfügen. In Schwellen- und Entwicklungsländern steigt der Energieverbrauch seit Jahren überproportional und eine engstirnige Klimapolitik führt nur zu Verschiebeeffekten, die in der Summe negative Auswirkungen haben. Wenn in den entwickelten Ländern kein Stahl mehr produziert wird, dann eben wo anders und das mit zweifelhaften Emissionswerten. Die Lösung kann nur in der Innovation liegen, die von wohlhabenden Staaten initiiert wird, bevor sie dann kopiert werden kann. Es ist davon auszugehen, dass Digitalisierung und Gentechnik hier einen wesentlichen Anteil haben. Beispielsweise hat alleine die Entwicklung satellitengesteuerter Navigationsgeräte, über die heute jedes neue Auto und jeder neue LKW verfügt, Milliarden früher sinnlos verfahrener Kilometer eingespart und damit die entsprechenden Rohstoffe geschont.

Die Kehrseite der Medaille

Schöne neue Welt? Die Einführung von technischen Neuerungen ist immer mit einem gewissen Risiko verbunden. Auch bei sorgfältigster Planung kann nicht ausgeschlossen werden, dass Menschen durch Unfälle zu Schaden kommen. Bekanntestes Beispiel ist wohl der Fall **Contergan** (Wirkstoff Thalidomid).[70]

---

70   Thomann KD (2007) „Die Contergan-Katastrophe: Die trügerische Sicherheit der ‚harten' Daten" Deutsches Ärzteblatt, 104(41)

Das durch Tierversuche überprüfte Schlafmittel wurde als harmlos eingestuft und deshalb explizit für Schwangere empfohlen. Allerdings stellte es sich extrem schädlich für die nicht geborene Embryonen heraus, da es zur Nichtanlage ganzer Gliedmaßen führte. Es gab weltweit bis zu 10.000 schwere Fälle von Verstümmelungen der Extremitäten, davon mindestens ein Drittel in Deutschland. Die Ursache: Bei der Großserienproduktion bildete sich ein fast identischer Abkömmling des Wirkstoffs Thalidomid (ein Stereoisomer[71]), das in den für die Erprobung verwendeten Arzneimitteln nicht enthalten war, aber die verheerende Wirkung auslöste.

Fälle wie dieser sind glücklicherweise relativ selten; Fortschrittsfeindliche Kritiker mit ihren dystopischen Prophezeiungen liegen falsch. Es hat sich herausgestellt, dass Menschen die ‚hohen' Geschwindigkeiten von Dampfbetriebenen Eisenbahnen aushalten, ohne psychisch zu erkranken. Die hochfrequente Strahlung, die von modernen Smartphones ausgeht und die zusätzlich stark getaktet ist, als in kurzen Abständen hohe Feldstärkeflanken aufweist, wird von Menschen und Tieren offenbar ohne Schäden vertragen. Auch die Mechanik der genbasierenden Impfstoffe ist erfolgreich: Wirtschaftliche Herstellung, nebenproduktfreies Ergebnis und hohen Wirksamkeit bei höchster Spezifität sind Eigenschaften, über die die wenigsten Therapien verfügen.

Trotzdem ist eine gewisse Vorsicht angebracht. Häufig ist es gar keine unerwünschte Wirkung, die auftritt und eventuell wieder abgestellt werden kann. Es ist durchaus der Normalfall, dass eine neue Methode zwar ihre Vorteile hat, aber eben auch gravierende Nachteile. Diese sind oft impliziter Bestandteil der Technik und können nicht einfach isoliert werden. Eine digitale Kontaktdatenverfolgung wird sich nicht effizient

---

71   Als Stereoisomere werden Moleküle bezeichnet, die vom chemischen Aufbau her identisch sind (gleiche Art, Anzahl und Anordnung der Atome), aber deren dreidimensionaler Aufbau unterschiedlich ist – im Sinne einer spiegelbildlich unterschiedlichen Geometrie.

realisieren lassen, wenn extreme Anforderungen an den Datenschutz gestellt werden. Eine Impfung gegen eine neue Pandemie birgt wegen des notwendigerweise schnellen Zulassungsverfahrens Risiken. Diese Aspekte müssen in eine Bewertung mit einbezogen werden.

Es ist nötig, vor Einführung neuer Technik die Folgen abzuschätzen, und zwar in zweierlei Hinsicht: einmal bezüglich tatsächlicher Risiken und einmal bezüglich der implizit eingehandelten zusätzlichen Wirkungen. Häufig genug werden wir dabei in die Verlegenheit geraten, dass die Abschätzung nicht einfach ist.

Bisher wird die Einführung von technischen Lösungen überwiegend von wirtschaftlichen Gründen getrieben; planvolle **Technologiefolgenabschätzung** findet selten bis gar nicht statt. In den Fällen, in denen bisher ernsthafte Probleme auftraten, waren diese bei aller Tragik für die Gesellschaft erträglich, wenn auch oft nur schwer. Das dürfte sich künftig ändern. Durch die weitergehende Globalisierung über Großkonzerne werden nicht nur die Abstände der Entwicklungen kürzer. Es wird auch die Zahl der Personen steigen, die direkt beim Start einer neuen Technik mit ihr in Kontakt kommt.

Was tun?

Wäre es möglich, auf multinationale Großkonzerne gänzlich zu verzichten, um Risiken zu minimieren? Kurzfristig und mittelfristig wohl nicht. Global operierende Unternehmen entstehen nicht von heute auf morgen und deren Rückführung in kleinere Einheiten hätte weitreichende Folgen wie wirtschaftliche Defizite, Arbeitsplatzverluste und technologische Wissenseinbußen. Das erzeugt einen Gegendruck, der groß genug ist, um Beschränkungen zu unterbinden. Langfristig wäre es möglich, solch ein Vorhaben anzugehen, die Sinnhaftigkeit muss jedoch in Frage gestellt werden, denn neue Technologien erfordern interdisziplinäre Zusammenarbeit, die eine Realisierung in kleineren Einheiten unmöglich macht.

Es ist zudem nicht zielführend, auf Spitzentechnologien zu verzichten. Wir werden sie dringend benötigen, um die Folgen der weltweit wachsenden Bevölkerung so abzufedern, dass menschliches Leben weiter bestehen kann. In Europa waren noch vor 150 Jahren die Lebensbedingungen derart schlecht, dass ein Normalbürger durchaus an Zahnschmerzen versterben konnte (durch Auszehrung wegen Schmerzen bei der Nahrungsaufnahme, durch bakteriellen Befall bei nachfolgender Entzündung bis hin zur Sepsis usw.). Ein Verzicht auf Fortschritt, wie er von einigen gefordert wird, würde eine Rückführung weiter Teile der Menschheit in diese Zustände bedeuten. Das wäre zynisch und inhuman.

Falls folgende Generationen es schaffen, die Dichte der Besiedelung unseres Planeten so zu gestalten, dass ein erträgliches Leben ohne Technikabhängigkeit möglich ist, dann mögen sie dies tun. Uns derzeit Lebenden bleibt nichts anderes, als den eingeschlagenen Weg weiterzugehen. Das bedeutet aber nicht, dass wir alle Entwicklungen rückhaltlos akzeptieren.

Wir benötigen fortschrittliche Technologien, die sich aber als potenziell gefährlich herausstellen können.

Wir stehen vor einem ethischen Problem, einem **Dilemma**.

Quintessenz
Die aktuelle Pandemie löst einen Innovationsschub aus, hauptsächlich auf den Gebieten der Digitalisierung und Gentechnik. Eine Technologiefolgenabschätzung findet bisher kaum statt. Um diese künftig durchsetzen zu können, sind definierte Grundsätze nötig, die möglichst universell einsetzbar sind.

7 Das Dilemma

Innovationen sind der einzig denkbare Weg, um Krisen wie die aktuelle zu
bestehen, andererseits entstehen dabei auch ernste Risiken. Das Erkennen
des Dilemmas trägt wesentlich zu seiner Lösung bei.

Zwei Jahre sind nach Ausbruch der Pandemie vergangen und uns
stehen mehr technische Möglichkeiten zur Verfügung als je zuvor.
Sie helfen uns, ihre Folgen zu lindern, auch wenn die Menschheit
diese Krankheit so schnell nicht wieder loswerden wird. Wir sollten
die neuen Entwicklungen auch dafür einsetzen, um für künftige Be-
drohungen besser vorbereitet zu sein. Zumindest in Taiwan ist das
ja offensichtlich gelungen und es ist zu hoffen, dass andere Länder
weitere Möglichkeiten finden. Digitalisierung und Gentechnisierung
werden einen gewaltigen Schub erhalten. Wie können wir die unver-
meidbaren Risiken minimieren?

In der Medizin ist es nichts Ungewöhnliches, dass sich Nutzen
und Schaden gegenseitig bedingen, das weiß jeder, der schon einmal
einen Beipackzettel gelesen hat. Gerade die wirksamsten Medikamente
haben Nebenwirkungen, die ernst zu nehmen sind. Das erste **Anti-
biotikum** wurde 1910 von *Paul Ehrlich* und seinen Mitarbeitern geschaffen und war Gegenmittel zu einer echten Geißel der Menschheit,
der **Syphilis**. Diese Krankheit wird vor allem beim Geschlechtsverkehr
durch Bakterien (Treponema pallidum) übertragen.

Die Lues, wie die Syphilis auch genannt wird, war wahrscheinlich
schon länger in Europa beheimatet, aber mit der Entdeckung von
Amerika schleppten die Rückkehrer aus dem neuen Kontinent eine
unbekannte und sehr viel gefährlichere Variante ein. Die Schiffe legten
anfangs in Neapel an, weswegen die Menschen auch von der *neapoli-
tanischen Krankheit* sprachen. Unbehandelt sterben die Patienten oft

erst nach vielen Jahren, wobei neben den Geschlechtsorganen so ziemlich alle inneren Organe befallen werden können. Wenn der Patient lange genug überlebt, steht ihm nach Befall des Gehirns eine lange Leidenszeit mit Demenz und körperlicher Erschöpfung bevor, bevor schließlich der Tod eintritt. Es lässt sich heute schwer nachprüfen, aber vermutlich waren Staatslenker wie Peter der Große und Katharina die Große an Lues erkrankt, auch Künstler wie *Schubert, Beethoven, Mozart, Goya, Gauguin, Maupassant, Heinrich Heine* und *Oscar Wilde*.

Erst *Paul Ehrlich* entwickelte ein zuverlässiges Medikament. Dessen wirksamer Bestandteil ist Arsen, ein Halbmetall, das erbgutverändernde Wirkung besitzt. Salvarsan (Arsenobenzol) wirkt durch seine Giftigkeit. Überspitzt könnte man sagen, dass der befallene Mensch so lange mit Arsen belastet wird, bis der Syphilis-Erreger stirbt, aber der Patient überlebt, oft genug davon knapp (die Pharmakologen mögen mir diese Darstellung verzeihen). Das Medikament musste sehr sorgfältig dosiert werden; die Nebenwirkungen waren trotzdem erheblich.

In der medizinischen Forschung gilt: Wer Ergebnisse will, die aussagekräftig sind, geht **Risiken** ein und muss diese durch Abschätzung und Beachtung von Regeln minimieren. Zum Beispiel ist es immer nötig, die Patientinnen klinischer Studien zum Vergleich in Gruppen einzuteilen: Die einen bekommen eine neue Behandlung, die anderen werden versorgt wie bisher. Je nach Wirksamkeit der neuen Therapie wird zwingend eine Gruppe benachteiligt. Daher müssen in der ärztlichen Medizin alle wissenschaftlichen Versuche, an denen Menschen beteiligt sind, von medizinischen Ethikkommissionen geprüft werden. Abgeschätzt wird, ob der zu erwartende Nutzen höher einzuschätzen ist als der unvermeidliche Schaden an Patienten. Das wurde 1966 vom

Weltärztebund in der **Deklaration von Helsinki** so festgelegt; diese Norm gilt bis heute und wird seither ständig aktualisiert.[72]

> **Wissen | Deklaration von Helsinki (revidierte Fassung von Oktober 2013)**
>
> „Medizinische Forschung am Menschen darf nur durchgeführt werden, wenn die Bedeutung des Ziels die Risiken und Belastungen für die Versuchspersonen überwiegt.
>
> (...)
>
> Jeder medizinischen Forschung am Menschen muss eine sorgfältige Abschätzung der voraussehbaren Risiken und Belastungen für die an der Forschung beteiligten Einzelpersonen und Gruppen im Vergleich zu dem voraussichtlichen Nutzen für sie und andere Einzelpersonen oder Gruppen vorangehen, die von dem untersuchten Zustand betroffen sind."

Aber wie werden die Risiken abgeschätzt? Jedem Menschen stehen alleine aufgrund seines Menschseins die **Menschenrechte** zu. Im Wesentlichen zählen dazu die Persönlichkeitsrechte (Recht auf Unversehrtheit, Recht auf Leben) und die Freiheitsrechte (Meinungs-, Gedanken-, Reise- und Berufsfreiheit). Hinzu kommen sozialbürgerliche Rechte wie Recht auf Gleichheit, Gleichberechtigung, Arbeit und Bildung. Schon diese unvollständige Aufzählung zeigt, dass die Menschenrechte keineswegs immer eingehalten werden können. Sollte einem medizinischen Laien das Recht gegeben werden, eine Herzoperation durchzuführen, nur um das Recht auf freie Berufswahl zu

---

72   WMA (2018) ‚WMA Declaration of Helsinki – Ethical Principles for Medical Research Involving Human Subjects – WMA – The World Medical Association' WMA Declaration of Helsinki – Ethical principles for medical research involving human subjects | verfügbar unter: *https://www.wma.net/policies-post/wma-declaration-of-helsinki-et hical-principles-for-medical-research-involving-human-subjects/*

bestätigen? Sind Reisebeschränkungen oder gar eine allgemeine Impfpflicht unter dem Aspekt der Menschenrechte überhaupt erlaubt? Es
kommt auf übergeordnete Aspekte an. Der Laienoperateur würde den
Patienten gesundheitlichen Schaden zufügen und die Einschränkung
der Reisefreiheit in der Pandemie schützt die Bevölkerung vor Ansteckung. Es könnte sein, dass eine allgemeine Impfpflicht notwendig
wird, um einen Kollaps des Gesundheitssystems und der staatlichen
Regelungsorgane zu vermeiden. Ganz im Sinne der Helsinki-Deklara-
tion dürfen die persönlichen Rechte nur dann eingeschränkt werden,
wenn der übergeordnete Zweck dies rechtfertigt.

Tom Beauchamp und *James Childress* haben die allgemeinen Menschenrechte für die Medizin in eine knappe und prägnante Form
gebracht und in ihrer **Prinzipienethik** zusammengefasst.[73] Ihre vier
Prinzipien sind der De-facto-Standard für Patientenrechte in der Forschung.

- **Autonomie:** Jede Person, die an einem Experiment beteiligt ist,
  muss darüber vollkommen autonom entscheiden können, bzw.
  dazu in der Lage sein. Diese Entscheidung ist weder an Raum
  noch an Zeit gebunden, das heißt ein Rücktritt muss auch zu
  einem späteren Zeitpunkt möglich sein. In dem Fall müssen
  bereits erhobene Daten gelöscht werden.
- **Schadensvermeidung:** Schädliche Einflüsse auf Versuchspersonen sind zu vermeiden. Wenn zu Anfang einer Untersuchungs-
  reihe nicht klar ist, ob und wie sich schädliche Einflüsse auswirken könnten, dann ist diese Entscheidung nach primärem
  Wissensstand zu treffen und ständig zu kontrollieren. Stellt
  sich während einer Untersuchung heraus, dass eine Gruppe un-
  erwartet viel von einer Behandlung profitiert und das Ergebnis

---

73   Beauchamp T, Childress J (2009) „Principles of biomedical ethics" Oxford
      University Press

bereits vorher gesichert werden kann, dann muss die Studie abgebrochen werden.

- **Fürsorge:** Jede Handlung muss so gestaltet werden, dass die Patienten davon profitieren. Das ist ein allgemeines und primäres Ziel jeglicher ärztlichen Behandlung. Hier ergeben sich häufig Konflikte mit der Autonomie, beispielsweise wenn ein Patient eine Behandlung verweigert, die sich auf ihn eindeutig günstig auswirken würde.

- **Gerechtigkeit:** Die Behandlung hat unabhängig von Geschlecht, Vermögen, Hautfarbe, religiöser Zugehörigkeit usw. zu erfolgen. Auch dieses Prinzip ist nicht unproblematisch, da nicht informierte Menschen eher Probleme haben werden, über die Behandlung zu entschieden und so ihre Autonomierechte zu wahren. Im Zweifelsfall hat eine individuelle Schulung und Aufklärung zu erfolgen.

Quintessenz

Die Deklaration von Helsinki fordert, dass medizinische Versuche nur dann durchgeführt werden, wenn der zu erwartende Erkenntnisgewinn den unvermeidlichen Schaden an Patientinnen und Patienten deutlich übersteigt. Dies wird von medizinischen Ethikkommissionen bewertet. Die medizinische Prinzipienethik nach Beauchamp und Childress ist der Versuch, diese Überprüfung auf wenige und einfache Grundsätze zu beschränken. Dazu werden die Prinzipien Autonomie, Schadensvermeidung, Fürsorge und Gerechtigkeit herangezogen.

Prinzipienethik und Technikbewertung

Ist die medizinische **Prinzipienethik** eventuell ein geeigneter Ansatz für den Umgang mit Fortschritt und neuer Technik? Was bei klinischen Studien funktioniert, müsste auch bei neuen Technologien funktionieren, sind diese zumindest zu Beginn doch nichts anderes als versuchsweise eingesetzte Methoden.

Die medizinisch-ethische Prüfung hat aber nur das Ziel, unnötige Versuche zu vermeiden und Patientinnen und Patienten zu schützen, an denen Experimente notgedrungen durchgeführt werden müssen. Wir haben es daher mit relativ kleinen und abgeschirmten Gruppen und Räumen zu tun. Technikeinsatz auf breiter Basis ist deutlich weitreichender angelegt, findet in der öffentlichen Wahrnehmung statt und hat deshalb darüber hinaus gesellschaftliche Konsequenzen. Daher sind die Grundsätze der Prinzipienethik zwar notwendig, aber nicht ausreichend für die umfassende Bewertung von technischen Neuerungen. Um das deutlich zu machen, muss ich etwas ausholen. Betrachten wir zunächst ein bekanntes Gedankenexperiment.

Das Dilemma des Weichenstellers

Philippa Foot, die die **Tugendethik** begründete, hat das Folgende nicht erdacht, aber ausführlich diskutiert[74]. Wie in der Philosophie üblich, wird eine Situation geschaffen, die in der Realität kaum je so auftreten wird. Aber gerade die erzeugte Einfachheit der Handlung versetzt uns in die Lage, ohne weitere Ablenkungen auf den Kern der Herausforderung vorzustoßen. Bitte lassen sie sich daher darauf ein.

---

74   Foot P (2003) „The Problem of Abortion and the Doctrine of the Double
      Effect" Virtues and Vices, 19–32

Was meinen Sie?

Der ICE von Hamburg nach München rast die Hochgeschwindigkeitsstrecke entlang. Kurz nach einem Bahnhof stehen 5 Menschen auf dem Gleis. Der Lokführer sieht die Gruppe nicht, da der Bahnhof hinter einer Kurve liegt. Der örtliche Fahrdienstleiter aber weiß, dass der ICE gleich durch den Bahnhof rasen wird; ein Unglück scheint unvermeidbar. Die Menschen durch Schreien dazu zu bringen, die Strecke zu verlassen, ist keine Option: Sie sind zu weit weg. Einzige Chance: Eine Weiche umstellen und den Zug auf ein Nebengleis schicken. Aber auf dem befindet sich ein Gleisarbeiter auf Kontrollgang, der getötet werden würde. Wie würden Sie entscheiden?

Die Frage ist, ob der Fahrdienstleiter das Leben von fünf Menschen höher bewerten kann als das des einzelnen und deswegen den Zug umleiten soll. Gehen wir versuchsweise darauf ein, das heißt, beschließen wir, die Weiche umzustellen. Würden wir das auch tun, wenn wir den Gleisarbeiter persönlich kennen, wenn er unser Schwager wäre oder auch nur ein guter Freund? Denken wir auch daran, dass die fünf ja eine Regel gebrochen haben („Es ist verboten, die Gleise zu betreten"), während der Gleisarbeiter völlig unschuldig ist? Würden wir wegen Totschlags an dem Gleisarbeiter angeklagt werden können? Wenn wir uns dadurch abbringen lassen und in der Folge nichts tun, machen wir uns dann umgekehrt der unterlassenen Hilfeleistung schuldig? Denn egal, für was wir uns entscheiden, es werden in jedem Fall Menschen zu Schaden kommen. Wir haben es hier mit einem ethischen **Dilemma** zu tun.

Quintessenz

Ethische Dilemmas folgen dieser Form: Eine Person kann sich entscheiden für eine Handlungsoption aus einer Menge von möglichen Handlungen. Dabei ist jede dieser Handlungen für sich selbst gesehen aus ethischer Sicht nicht vertretbar. Inklusive des Unterlassens der Handlung gibt es keinen Ausweg, ohne ethische Normen zu verletzen.

Gibt es klare Regeln, diese oder ähnliche Situationen so zu bewerten, dass eine Lösung sichtbar wird oder zumindest ein Weg gewählt werden kann, der möglicherweise den geringsten Schaden verursacht? Wie handeln wir richtig? Wie handeln wir moralisch und ethisch vertretbar?

Wissen | ewige Kindheit

In den USA hat ein Elternpaar ein Ärzteteam darum gebeten, das Wachstum ihrer 6-jährigen Tochter zu unterbinden, damit die Eltern die Pflege ihrer Tochter auch weiterhin übernehmen können. Ashley leidet an einer schwerwiegenden Gehirnkrankheit und ist auf dem Stand eines 3 Monate alten Babys. Die Eltern befürchteten, die Pflege der Tochter (Tragen, Heben in Kinderwagen oder Auto) nicht mehr zu schaffen, wenn Ashley wächst und größer und schwerer wird. Nach einigen Diskussionen in einem eigens gegründeten Komitee entschlossen sich die Ärzte zur Behandlung: Uterus und Brustgewebe wurden entfernt, außerdem wurde eine hochdosierte Hormontherapie eingeleitet, um das Wachstum zu verhindern. Einige Experten sehen im Fall Ashley durchaus eine mögliche Vorgehensweise auch in ähnlich gelagerten Fällen von schwerstbehinderten Kindern.[75]

---

75   Gerste RD (2007) „Fall Ashley': Ein ethisches Dilemma" Dt. Ärzteblatt 104(3)

Sich dort kratzen, wo es andere juckt[76]

Moral ist eine Sammlung von Werten, Normen oder Tugenden, bei deren Einhaltung die Erfüllung gesellschaftlicher Werte gewährleistet ist. Dabei gibt es verschiedene Ebenen. Zunächst existiert die allgemeingültige moralische Norm, der sich mehr oder weniger alle Menschen verpflichtet fühlen. Regeln wie „Du sollst nicht lügen", „Du sollst nicht stehlen" oder „Du sollst nicht töten" werden ihr meist zugeordnet.

Als **partikuläre Moral** werden Anweisungen bezeichnet, denen sich nicht alle Menschen, sondern nur Gruppen davon unterziehen. Beispiele sind der Schutz von Minderheiten oder Gewährung von Asyl für Verfolgte in modernen demokratischen Staaten. Partikuläre moralische Normen können durchaus im Widerspruch stehen zur **allgemeinen Moral**: Die in einigen Ländern akzeptierte Blutrache akzeptiert die Tötung von Menschen bei definierten äußeren Umständen, was von den Mitgliedern der jeweiligen Gesellschaften durchaus als vertretbar angesehen wird. Trotzdem bleibt der übergeordnete moralische Aspekt des Nichttötens grundsätzlich intakt. Natürlich fordert dieses Beispiel den Widerspruch geradezu heraus. Grundsätzlich gilt aber auch hier, dass unaufgeforderte Kritik an anderen selten den gewünschten Erfolg erzielt.

Eine dritte Form moralischer Regelsysteme ist die der **professionellen Moral**, die Anhänger bestimmter Berufsgruppen miteinander vereinbaren. Amerikanische Ärztinnen und Ärzte haben zum Beispiel die Norm, dass sie keine Kritik an Kollegen üben, die einen Patienten zuvor behandelten. Es ist leicht einzusehen, dass eine solche Regel in Widerspruch zur allgemeinen oder auch partizipativen Moral stehen kann.

---

76   Das ist Samuel Becketts Definition von Moral.

Die Ebenen der Moral erzeugen für sich alleine gesehen schon Widersprüche. Das gilt noch mehr für die **Ethik**, die die praktische Anwendung moralischer Grundsätze im Sinne der Schaffung von Normen zur Aufgabe hat. Ethik unterliegt daher in zeitlicher und geografischer Hinsicht wesentlich variableren Auslegungen als die Moral, denn Menschen verhalten sich unterschiedlich von Land zu Land und in verschiedenen Zeiten. Es ist schwer genug, ja fast unmöglich, eine für alle zu allen Zeiten gültige Moral zu definieren. Für die Ethik gilt das noch viel mehr.

In unserem Zusammenhang interessiert uns besonders die Frage nach dem richtigen Handeln. Damit haben sich bereits antike Philosophen wie *Sokrates, Cicero* und *Aristoteles* beschäftigt. *Immanuel Kant* schließlich formulierte eine universelle und allgemeine Handlungsanweisung, den berühmten **kategorischen Imperativ**[77]:

> *„Handle so,*
> *dass die Maxime deines Willens*
> *jederzeit zugleich als Prinzip*
> *einer allgemeinen Gesetzgebung*
> *gelten könne."*

Das ist bedeutend mehr als die populäre Darlegung „Handle so, wie Du gerne auch selbst behandelt werden würdest", denn diese würde nicht vor Handlungen schützen, die egoistischen Motiven dienen. Hier geht es um das Prinzip der Handlung, also dem dahinter liegenden Zweck, der eben nicht aus reinem Selbstnutzen unternommen werden kann.

---

[77]   In seinem zweiten Hauptwerk, der „Kritik der praktischen Vernunft"

Mathematik und Ethik

Zurück zu unserem Beispiel. Hier stehen zwei Alternativen zur Auswahl (den ICE auf ein Nebengleis umleiten oder nicht), die beide im Widerspruch zu einer der allgemeinen Moral abgeleiteten ethischen Norm stehen („Du sollst Leben erhalten").

Ein möglicher erster Standpunkt wäre der, dass der Stationsvorsteher das Leben der fünf höher einschätzt als das eines Einzelnen und deshalb die Weiche umlegt. Diese Vorgehensweise wird vermeidlich umso zwingender, je mehr sich die Gewichte verschieben: Wenn 100, 10.000 oder eine Million Menschen gerettet werden könnten auf Kosten eines Einzelnen, dann werden dem Vorgehen viele zustimmen. Aber dürfen ethische Fragen nach Zahlen beurteilt werden und ist es legitim, Verletzte oder Tote gegeneinander aufzusummieren? Wohl kaum. Daher verbietet sich dieser Standpunkt von selbst und wir können alleine aus der quantitativen Menge von bedrohtem Leben keine Schlüsse zum richtigen Verhalten ziehen.

Berufsehre

Eine Norm in der partizipativen oder professionellen Moral würde die Entscheidung sicherlich erleichtern. Ich habe meinen noch jungen Sohn befragt und es kam ein so nicht erwarteter Vorschlag heraus: „Wenn der Bahnarbeiter mein Freund ist, würde ich den Zug nicht umlenken". Die Grundlage der Entscheidung ist ein Freundschaftskodex, der bei Jungen und Mädchen des Alters typisch ist: „Die Freundschaft ist unantastbar!" Es handelt sich um eine ethische Regel, abgeleitet aus der partizipativen Moral.

Ich fragte nach: Was würdest du bei 100, 10.000 und 1.000.000 Menschen auf dem Gleis machen (unabhängig von der mangelnden Praktikabilität des Gedankenversuchs). Die Antwort ist ein eindrucksvoller Beweis für die Kraft der Freundschaft; mein Sohn würde erst ab einer Million Opfern bereit sein, den Freund der Gefahr auszusetzen.

Auch in der professionellen Moral lässt sich eine ethische Regel finden. Es gibt ein gewisses Berufsethos, das Kunden schützt und dies auch auf Kosten der Leistungsanbieter. Ist der Fahrdienstleiter ein Mensch, der aufrichtig und vollständig hinter diesem Gedanken steht, würde er das Gleis eher umlegen.

Legalität

Ich möchte das Beispiel etwas abändern[78], bevor ich einen Lösungsansatz vorschlage: Eine Chirurgin hat bei Transplantationen innerer Organe eine Erfolgsrate von 100 Prozent. Momentan hat sie gleich fünf Problemfälle auf seiner Station: zwei Patientinnen mit Lungenkrankheiten, einer mit einem schwerwiegenden Leberproblem und zwei Patientinnen mit Nierenversagen. Alle fünf werden im Laufe der nächsten Tage sterben, wenn keine entsprechenden Organe für eine Transplantation zur Verfügung stehen. Zufällig wird an diesem ein junger Mann aufgenommen wegen eines Beinbruchs, ansonsten ist er kerngesund. Darf die Chirurgin den jungen Patienten opfern und seine Organe transplantieren, um die anderen Personen zu retten? Muss sie dies sogar?

Das ist eine interessante Variante des obigen Dilemmas. Obwohl der Fall offensichtlich ähnlich liegt wie bei der Bahngleisvariante (ein Opfer, fünf Gerettete im Falle des Handelns), schätzt die Mehrheit der Menschen diesen ganz anders ein. Viele würden prima Vista und ohne weiteres Nachdenken dem Bahnhofsvorsteher zubilligen, das Gleis

---

78   Dieses Beispiel habe ich, wie auch die Modifikationen, entnommen aus: Thomson JJ (1985) „The Trolley Problem". The Yale Law Journal 94(6): 1395.

umzustellen, während sie bei der Transplantationsvariante anders entscheiden.

Was meinen Sie dazu?
Und: Wie würden Sie entscheiden?

In beiden Fällen sind die Zahlen identisch, in beiden Fällen gibt es partizipative Moralkodices, die für die Rettung der Fünf stehen. Der **hippokratische Eid** der Ärzte hat ja unter anderem den Inhalt, Leben zu erhalten. Allerdings verbietet eben dieser Eid der Ärztin auch, Leben zu beenden. Viele Philosophen ziehen sich in diesem Fall auf die gegebene Gesetzgebung zurück: Das Töten einer Person ist gesetzlich verboten, womit der Patient nicht geopfert werden darf, da dies der gängigen Rechtsauffassung widersprechen würde. Im Unterschied davon stirbt der Bahnarbeiter in Folge eines Unfalls. Im Krankenhaus müsste ein weitgehend gesunder Patient aktiv getötet werden. Also Gleis umlegen, Organe aber nicht transplantieren.

Das kann man gelten lassen, aber nur mit erheblichen ‚Bauchschmerzen'. Es hat etwas von einer Verzweiflungstat, die Entscheidung in einem ethischen Dilemma alleine auf die Einhaltung notwendigerweise modifizierbarer gesetzlicher Regeln zu stützen. Ich glaube daher nicht, dass diese Vorgehensweise besonders zielführend ist, und möchte unsere Entscheidungsräume daher um eine neue Dimension erweitern.

Was würde passieren, wenn die Chirurgin den Patienten in einer Operation die notwendigen Organe entnimmt, damit sein Ableben in Kauf nimmt, aber dafür fünf Menschen rettet? Die Geretteten würden fortan mit erheblichen psychischen Problemen konfrontiert werden und bräuchten sicherlich eine entsprechende Behandlung. Aber darüber hinaus würde sich der Fall wie ein Lauffeuer verbreiten und sogar dann, wenn der Chirurgin kein Prozess gemacht wird, würden die Medien darüber ausführlich berichten. Das würde nicht ohne Folgen bleiben. Nicht wenige potenzielle Patientinnen und Patienten würden künftig von einer Krankenhausbehandlung absehen, um nicht in Gefahr zu laufen, ein ähnliches Schicksal zu erleiden. Die Auswirkungen währen unabsehbar. Der Vertrauensverlust in die Medizin würde wegen notwendiger, aber bewusst unterlassener Behandlungen unzählige chronisch Kranke oder Tote fordern; auch der wirtschaftliche Verlust wäre hoch.

Was ich hier beschreibe, ist die gesellschaftliche oder soziale Dimension der Entscheidung. Diese wurde bisher weitgehend ausgeblendet, da sie keinen unmittelbaren Bezug zu den Gedankenexperimenten hat, sondern erst Stunden, Tage oder Monate später Auswirkungen hat. Lässt man diese Überlegung jedoch zu, ergeben sich häufig verblüffend einfache Aspekte, die zu einer Entscheidung führen können. Es ist nicht gesagt, ob eine darauf beruhende Entscheidung immer ‚richtig‘ ist. Allerdings ist die gesellschaftlich-soziale Dimension auch keine bloße ex-post Argumentation, die gerade gut passt. Ich belege dies mit einer weiteren Variante.

Gedankenexperiment

Sie stehen auf einer Brücke, unter der ein Bahngleis verläuft, von einem Berg herabkommend. Auf dem auslaufenden Gleis steht eine Gruppe von Menschen. Da bemerken sie, dass vom Berg herab ein Wagon herunterrollt, der die Leute auf dem Gleis töten wird. Neben ihnen steht ein sehr dicker und großer Mann, der sich weit über das Geländer beugt. Dürfen sie ihn schubsen, damit er mit seinem Körper den Wagon zum Entgleisen bringt und die Personen auf dem Gleis rettet? Warum nicht?

Mit unserer neuen Denkweise ist sofort klar: Wir dürfen nicht, da ansonsten künftig alle Menschen Befürchtungen haben müssten, ungestraft vor Autos, Züge oder anderswie ins Verderben gestoßen zu werden, wenn nur der jeweilige Hintergrund passt. Das würde normales menschliches Leben zu einem großen Teil unmöglich machen, ganz abgesehen von den sich ergebenden juristischen Implikationen. Ganz unübersichtlich wird die Lage, wenn ein Mensch ohne realen Grund gestoßen werden würde, um vermeidlich andere zu retten, sei es aus einem Irrtum heraus oder gar aus Kalkül. Totschläger oder Mörder würden immer mit der immerhin möglichen Idee der Rettung von Dritten argumentieren können.

Quintessenz

Ein ethisches Dilemma lässt keine Entscheidung zu, die eindeutig und unzweifelhaft zu bevorzugen wäre. Es sind aber Abwägungen möglich, die wahrscheinlich zu einer Lösung führen, die den gegebenen Umständen nach zu einer optimalen Handlungsweise führen. Grundlagen dafür sind:

- Ausschluss der Nichthandlung (‚Dingen ihren Lauf lassen')
- Einbeziehung aller moralischen Normen, die für die Beteiligten zutreffen.
- Einbeziehung der Folgen ihrer Handlung und Auswirkungen auf Gesellschaft und Soziales

Die medizinische Prinzipienethik hat den Vorteil, dass ein ethisches Votum aufgrund weniger und einfacher Grundsätze getroffen werden kann. Für die Technologiefolgenabschätzung auf ethischer Basis fehlt die Einbeziehung der gesellschaftlich-sozialen Komponente.

8 Ein neuer Entwurf

Technologiefolgenabschätzung durch eine angepasste
Prinzipienethik ist ein möglicher Ausweg, muss aber
auch gesellschaftlich durchgesetzt werden.

Experimente, die im nicht-medizinischen Bereich liegen, werden meist nicht auf ethische Normen hin überprüft; oft genug gibt es gar keine zuständigen Stellen. Technologiefolgenabschätzung scheint nur selten angewendet zu werden, insbesondere wird eine Entwicklung, die über den Einzelfall hinaus geht, praktisch nicht mit einbezogen. Zwei Beispiele:

Nachdem, was wir heute wissen, hat die hochfrequente Strahlung keine nennenswerte Auswirkung auf die Gesundheit von Menschen und Tieren. Es wäre allerdings wünschenswert gewesen, wenn eine derartige Risikoabwägung vor Einführung der Netze stattgefunden hätte. Auch wenn im Fall des Mobilfunks Einzelaspekte durchaus in ethischer Hinsicht gewürdigt wurden, gab es niemals eine vollständige Einbeziehung gesellschaftlicher Aspekte, wie etwa dem Einfluss mobiler Kommunikation auf das Verhalten von Jugendlichen.

Wissen | drahtlose Telefonie

1958 begann die Deutsche Bundespost mit der Einführung der drahtlosen Telefonie, das sogenannte A-Netz hatte nur circa 10.000 Teilnehmer und war exorbitant teuer. Das änderte sich mit der Inbetriebnahme jeder neuen Netzstruktur, aktuell sind es 107,5 Millionen aktive herkömmliche SIM-Karten[79]. Damit gibt es

---

79   Nach *https://www.bundesnetzagentur.de/SharedDocs/Mediathek/Jahresb*
      erichte/JB2020.pdf?__blob=publicationFile&v=7

in Deutschland mehr aktive Anschlüsse als Einwohner. Die Belastung von Einzelpersonen mit hochfrequenter Strahlung wurde mehrmals unabhängig voneinander überprüft. Außer einer lokalen Erwärmung des Gewebes konnten keine Reaktionen nachgewiesen werden, insbesondere auch nicht im Hinblick auf Hirnaktivität.

Betrachten wir nun den Fall der Zulassung genbasierter Impfstoffe. Natürlich war es der Notfall, der das besondere und das verkürzte Zulassungsverfahren notwendig machte und das war in der besonderen Situation auch der richtige Schritt. Die Chancen waren grundsätzlich höher zu bewerten als die entstehenden Risiken. Trotzdem wäre auch hier eine genauere Technologiefolgenabschätzung richtig gewesen, denn auch hier wurde ein neues Verfahren angewendet.

Wissen | verkürzte Zulassungsverfahren

Die Immunisierung mit genbasierten Impfstoffen wurde aus Zeitgründen in einem verkürztem Zulassungsverfahren überprüft, hierbei wurden die Prinzipien der medizinischen Ethik selbstverständlich eingehalten. Die Prüfung bezog sich aber auf Einzelpersonen; gesellschaftliche Aspekte wurden nur nachrangig berücksichtigt. Eine Risikoabwägung im Hinblick auf Mehrfachimpfung mit verschiedenen Impfstoffen fand kaum statt und die bessere Abwehrreaktion nach Mehrfachimpfung mit verschiedenen Impfstoffen hat auch Experten überrascht. Sie wurde erst festgestellt, nachdem die massenweise Impfung bereits begonnen hatte.

Welche Auswirkungen hat die massenhafte Impfung auf eine Gesellschaft? Gibt es Aspekte, die erst im Verlauf auftreten? Es gibt Menschen, die aus verschiedenen Gründen für eine Behandlung mit aktuellen Impfstoffen nicht in Frage kommen:

- Personen, die bei einer vorgehenden Impfung mit dem gleichen Impfstoff starke allergische Reaktionen zeigen
- Personen, die gegenüber einem der Inhaltsstoffe schwerwiegende allergische Reaktionen zeigen
- Personen, die an einem Kapillarlecksyndrom leiden
- Personen mit Thrombozytopenie-Syndrom (TTS)

Das ist kein sehr großer Personenkreis. Aber so, wie es aussieht, werden diese Menschen für einige Zeit ohne eigene Schuld und ohne Chance auf Änderung vom sozialen Leben ausgeschlossen sein. Wurde bei der Genehmigung des Impfstoffs darauf Rücksicht genommen? Gab es vorab Planungen, um berufliche Nachteile oder soziale Isolation zu mildern?

Eine Ebene weitergedacht

Die Gesellschaft wird sich nach der Pandemie nachhaltig verändern. Neue Technologien bringen zwingend neue Risiken mit sich. Andererseits benötigen wir Innovationen, um gegenwärtige oder zukünftige Herausforderungen von Epidemien zu meistern. Daher wird es höchste Zeit, geeignete ethische Normen zu fordern:

- Neue Technologien werden nur dann eingesetzt, wenn zuvor eine ethische Überprüfung stattgefunden hat.
- Das bezieht sich auf medizinische und nicht-medizinische Technologien.
- Die Überprüfung muss eine wahrscheinliche Verbreitung der Technologie über den Einzelfall hinaus berücksichtigen.
- Die Überprüfung muss gesellschaftliche Auswirkungen berücksichtigen, die auch Menschen und Systeme berücksichtigt, die an der Technologie nicht teilhaben.

Im Einzelnen sollten folgende Aspekte überprüft werden:

- Autonomie
- Schadensvermeidung
- Fürsorge
- Gerechtigkeit
- Wohlfahrt
- Nachhaltigkeit

Wie sie sehen, habe mir erlaubt, die Prinzipienethik nach Beauchamp und Childress zu ergänzen:

- Wohlfahrt: Neue Technologien sind auf ihre gesellschaftliche Verträglichkeit hin zu überprüfen. Aus ihrer Nutzung dürfen sich keine gravierenden Nachteile für Einzelne, Randgruppen oder andere Teile der Gesellschaft ergeben. Eine Bevorzugung von Einzelnen oder Gruppen beispielsweise durch Monopolisierung ist zu vermeiden.
- Nachhaltigkeit: Neue Technologien sind auf ihre Auswirkungen auf Umwelt und Gesundheit von Menschen, Tieren und Pflanzen zu bewerten. Die Nutzung von Ressourcen darf nur in einem Rahmen geschehen, der den Verbrauch in direkter oder indirekter (zum Beispiel durch die Folgen der Maßnahme) Hinsicht ausgleicht.

Auch hier sollte die bereits erwähnte Einschränkung des übergeordneten Zwecks gelten: Verstöße sind nur dann erlaubt, wenn ein übergeordneter Aspekt dies in einem Ausmaß rechtfertigt, der sämtliche Zweifel an der Richtigkeit der Maßnahme ausschließt.

Bloß wie?

Papier ist geduldig und die Niederschrift guter Grundsätze nutzt herzlich wenig, wenn sie nicht durchgesetzt werden können. Die Schaffung eines nationalen Ethik-Komitees wäre sinnvoll und in anderen Ländern gibt es durchaus entsprechende Initiativen, wie in Dänemark das „National Committee on Health Research Ethics". Der **Deutsche Ethikrat**, der 2008 den nationalen Ethikrat (2001–2008) ablöste, hat leider nur beratende Wirkung, wie aus seiner gesetzlichen Grundlage, dem **Ethikratgesetz** (EthRG), hervorgeht:

> **Wissen | Regelungen des Deutschen Ethikrats**
> Aus dem EthRG:[80]
> „(1) Der Deutsche Ethikrat verfolgt die ethischen, gesellschaftlichen, naturwissenschaftlichen, medizinischen und rechtlichen Fragen sowie die voraussichtlichen Folgen für Individuum und Gesellschaft, die sich im Zusammenhang mit der Forschung und den Entwicklungen insbesondere auf dem Gebiet der Lebenswissenschaften und ihrer Anwendung auf den Menschen ergeben. Zu seinen Aufgaben gehören insbesondere:
> 1. Information der Öffentlichkeit und Förderung der Diskussion (...);
> 2. Erarbeitung von Stellungnahmen sowie von Empfehlungen für politisches und gesetzgeberisches Handeln;
> 3. Zusammenarbeit mit nationalen Ethikräten und vergleichbaren Einrichtungen anderer Staaten und internationaler Organisationen.
> (...)

---

80   Verfügbar unter: *www.gesetze-im-internet.de/ethrg/*

(4) Der Deutsche Ethikrat berichtet dem Deutschen Bundestag und der Bundesregierung zum Ablauf jedes Kalenderjahres schriftlich über seine Aktivitäten und den Stand der gesellschaftlichen Debatte."

Da ist nur von Stellungnahmen und Empfehlungen die Rede; keine der Entscheidungen hat zwingenden Charakter. Das ist einigermaßen beschämend für ein Land, das bereits 1958 für die Verhinderung von Wettbewerbsverzerrungen ein **Bundeskartellamt** eingeführt hat mit allen Durchsetzungsmöglichkeiten, die nötig sind. Ist uns der freie Wettbewerb etwa wichtiger als die gesellschaftliche Verträglichkeit neuer Technologien?

Ich hege daher zumindest mittelfristig nicht viel Hoffnung in gesetzlicher Hinsicht, zu groß ist die Angst vor Einflussnahme. Die wirtschaftlichen Konsequenzen könnten sich ja auch als enorm herausstellen, es geht in vielen Bereichen um Milliarden. Aber sogar, wenn sich einzelne Gemeinwesen dazu aufraffen, restriktivere Regelungen festzulegen, dann wird das nicht viel bewirken. Denn die Unternehmen, die neue und innovative Technik entwickeln, handeln wie berichtet längst international. Und weltweite Lösungen liegen noch wesentlich weiter entfernt als nationale oder lokale Aktivitäten.

Allerdings gibt es einen Hebel, der gut funktioniert und der nur konsequent eingesetzt werden muss: Die Verbraucher (also wir) sollte konsequent Produkte **boykottieren**, die den Vorgaben nicht genügen. Das ist nicht einfach, denn wer verzichtet schon gerne auf das neueste Smartphone, obwohl es eine flächendeckende Ortung durch den Hersteller ermöglicht? Wer nutzt alternative Suchmaschinen, die keine Nutzerdaten speichern und weitergeben? Wer verzichtet auf die perfekte Dienstleistung des Internetanbieters, der nur lächerlich geringe Steuern zahlt, lokale Geschäftsmodelle zerstört und dazu noch seine Mitarbeiter ausbeutet? Ganz schwer wird es bei medizinischen Leistungen: Wer sagt Nein, wenn die eigene Gesundheit betroffen ist?

Hoffentlich wir.

Denn es wird höchste Zeit für einen mündigen Umgang mit der Technik.

In eigener Sache

Ich bin kein Gegner von Innovationen. Ich bin im Gegenteil der Überzeugung, dass wir neue Technologien für aktuelle und künftige Herausforderungen benötigen. Außerdem sind diese Dinge zu spannend und interessant, um sie nicht weiter zu erforschen und einzusetzen. Es ist faszinierend, wie sich die Bausteine zusammenfügen und welche Möglichkeiten wir haben. Forschen und Erfinden ist mir ein Menschenrecht.

Der Mensch zeichnet sich dadurch aus, dass er seine Umgebung planvoll erkunden und die Erkenntnisse für sich einsetzen kann. Wir sollen und müssen diese Fähigkeit auch künftig nutzen. Die Folgenabschätzung im Sinne der ethischen Bewertung ist da nur logisch und bedeutet auch keine Einschränkung. Sie dient letztlich uns allen.

Quellen

Die verwendeten Links im Buch waren am 29. Oktober 2021 aktiv.

Abb. 1: Historische Darstellung von Nervenzellen nach Santiago Ramón y Cajal 1898. Zeichnung von Purkinjezellen und Körnerzellen im Kleinhirn einer Taube, angefertigt von Santiago Felipe Ramón y Cajal (1852–1934) im Jahr 1899. Das Blatt wird aufbewahrt im Instituto Santiago Ramón y Cajal, Madrid, Spanien. Quelle: commons.wikimedia.org/wiki/File:PurkinjeCell.jpg

Abb. 2: Königsberger Brückenproblem. Quelle: eigene Darstellung

Abb. 3: Schematischer Ablauf der Proteinbiosynthese: Die Erbinformation wird von der DNA auf mRNA kopiert, die dann den Plan für das Protein liefert. Quelle: © Alkov, istockphoto

Abb. 4: Der genetische Code. Jeweils drei Nukleinbasen kodieren eine Aminosäure. Definierte Kodierungen stehen für Start und Stopp eines Proteinplans. Quelle: eigene Darstellung

Abb. 5: Quelle: Häufigkeit des Suchbegriffs „Do-it-yourself-Biologie" in Google. Quelle: eigene Darstellung auf Basis von https://trends.google.de/trends/explore?date=all&q=%2Fm%2F05zn9vc

Abb. 6: Elektronenmikroskopische Aufnahme von Virenkörpern, die an eine Zelle andocken (GNU Free Documentation License, Dr. Graham Beards) Quelle: https://en.wikipedia.org/wiki/File:Phage.jpg

Abb. 7: COVID-19-Fälle in Taiwan. Quelle: eigene Darstellung auf Basis von www.ecdc.europa.eu/en/geographical-distribution-2019-ncov-cases

Stichwörter und Namen

Abbildungsverzeichnis